Persönliche Erfahrungen mit Krisen
– eine Buchreihe,
in der Menschen aus eigenem Erleben
oder aus Anteilnahme am Schicksal eines anderen
versuchen, Ereignisse und Empfindungen
aufzuzeichnen und zu reflektieren,
die zu einem Wendepunkt im Leben führten.
Ob dic Ursache der Krise
psychische oder körperliche Erkrankung,
das Scheitern einer Partnerschaft,
die Geburt eines behinderten Kindes
oder der Tod eines nahestehenden Menschen war –
sie wurde zum Anlaß, das Leben zu überdenken.

Über dieses Buch In diesen Tagebuchaufzeichnungen nimmt eine Tochter Abschied von ihrer schwerkranken Mutter. Der Leser erlebt den typischen Prozeß mit, den viele alte Menschen mit wohlmeinenden Kindern durchmachen: Nach dem Tod des Vaters wird für die Mutter eine kleinere, komfortablere Wohnung gesucht, aber sie wird darin nicht heimisch. Sie kommt mit der neuen Umgebung nicht zurecht. Die nächste Station ist ein gutes Altenwohnheim, die nächste und letzte das Pflegeheim. Parallel zu diesen Veränderungen verläuft der zunehmende geistige Verfall der alten Frau durch die Alzheimer-Krankheit – aber auch das wachsende Verständnis der Tochter für die Bedürfnisse ihrer Mutter.
Die Autorin schont sich nicht in ihren Aufzeichnungen, sie unterzieht sich einer ehrlichen Selbstprüfung. Sie verschweigt ihre manchmal auftretende Aversion gegen die Besuche im Heim nicht, ihre vorgeschobenen Entschuldigungen und Gründe, die den Weg dorthin verhindern, ihr schlechtes Gewissen. Daneben aber stehen die Beschreibungen der zärtlichen Liebe, die sie auch für die verwirrte, unzurechnungsfähige Mutter noch empfindet, und die Schilderungen des Glücks der gemeinsam verbrachten Stunden, die in ihr so viele Erinnerungen wecken.
Das Buch dokumentiert einen Lernprozeß in Sachen Menschlichkeit. Es erhielt 1989 den Literaturpreis des Kuratoriums Deutsche Altershilfe (Wilhelmine-Lübke-Preis).

Die Autorin Ursula Dette, geboren in Grimma/Sachsen, studierte Sport, Gymnastik, Literatur in Leipzig, fünf Jahre Lehrtätigkeit. Seit 1962 freie Mitarbeiterin für mehrere Zeitungen. Veröffentlichte Erzählungen, Kurzprosa, Essays und Lyrik.

Ursula Dette

Ein langer Abschied

Der Verlauf einer Alzheimer-Krankheit

Fischer
Taschenbuch
Verlag

Persönliche Erfahrungen mit Krisen
Lektorat: Anke Rasch

Veröffentlicht im Fischer Taschenbuch Verlag GmbH,
Frankfurt am Main, November 1991

Lizenzausgabe mit freundlicher Genehmigung des Verlags
Die Feder, Gabriele Stein, Wetzlar

Umschlaggestaltung: Buchholz/Hinsch/Hensinger
Umschlagabbildung: Oswaldo Guayasamin,
›Jahrhundert des Zorns: Schweigende Hände, No. 3‹
Gesamtherstellung: Clausen & Bosse, Leck
Printed in Germany
ISBN 3-596-10873-X

1976

Nicht, daß meine Mutter abergläubischer gewesen wäre als andere Frauen ihres Alters, die, nachdem die erwachsenen Kinder aus dem Haus entlassen, nun viel mehr Zeit haben, in sich zu hören, den Geschehnissen nachzulauschen, etwas in sie hineinzugeheimnissen.
Sich selbst verspottend, sagte sie wohl gelegentlich: Es juckt mich in der rechten Hand – ich werde Geld ausgeben müssen! Oder sie begrüßte den Schornsteinfeger freundlicher als andere Leute, die das Haus betraten, den Eiermann etwa oder den Zeitungsboten. Schornsteinfeger sind landläufig als Glückssymbole bekannt, wie auch schwarze Katzen, wenn sie von rechts nach links vor einem den Weg kreuzen. Man spricht davon und lächelt darüber. Sie gab auch nichts auf Erzählungen älterer Frauen, die ein Unglück schon Tage zuvor aus ihren Träumen herausgelesen haben wollten.
Auch als das ›Unerklärbare‹ ihr geschah, schwieg sie zuerst. Sie fühlte sich tief getroffen.
Mehr noch als das Erlebte verstörte sie der Gedanke, sie könne vielleicht ihrer Sinne nicht mehr mächtig sein, eine Art von Geistesverwirrung könnte ihr ein Trugbild vorgegaukelt haben. Sollte das wirklich zutreffen, wäre es ein Grund mehr, es überhaupt nicht zu erwähnen, es zu vergessen. Denn sie fürchtete sich vor heimlichem Gespött.
Sie trat nach dem Ereignis anders in das Wohnzimmer als sonst, setzte sich auf andere Weise als sonst in ihren Sessel, ihrem Mann gegenüber, der die Zeitung sinken ließ. Etwas Ungewöhnliches muß in ihrem Gesicht gewesen sein, daß er sie ansah und mit besonderer Aufmerksamkeit betrachtete, wie er es sonst nie tat.
Sie hatte Mühe, die richtigen Worte zu finden, um das zu beschreiben, was sich soeben draußen zugetragen hatte. Es gab keine Vorlage dafür, nie zuvor hatte sie dergleichen gehört, und ihr Bericht klang deshalb verworren.
Daß mein Vater darüber lachte, der nichts Absonderliches

wahrgenommen hatte in der kurzen Zeit, in der sie draußen gewesen war, hatte sie befürchtet. Sie kannte seine spöttische Ablehnung alles Übersinnlichen, Unfaßbaren zur Genüge.

Später drängte es sie, ihrer Flurnachbarin davon zu erzählen. Auch sie, die zur Zeit des Erlebnisses daheim gewesen war, hatte nichts Ungewöhnliches bemerkt. Aber auch der Nachbarin gieriges Interesse, das Aufflackern einer Sensationslust in ihren Augen und ihr beschwörendes: »Es geschehen noch Zeichen und Wunder!« konnten ihr keine Ruhe geben.

Sobald sich ihre Gedanken von den täglichen Verrichtungen des kleinen Haushalts lösen, schweifen sie zurück. Sie ertappt sich dabei, daß sie am Fenster steht und ins Leere starrt, ihren Blick nach innen. Dann ersteht alles wieder vor ihren Augen.

Ihre Tage sind nachdenklicher geworden, die Wände ihrer Wohnung haben unsichtbare Türen bekommen, durch die sie hinaustritt, wie im Traum durch seltsame Landschaften geht, bis eine unerklärliche Furcht sie zurücktreibt in ihre freundliche, helle Küche, ihr Wohnzimmer, ihr Bad. In den Nächten liegt sie lange wach. Ihr leidenschaftliches Suchen nach Erklärungen gleicht langen, einsamen Wanderungen über verschlungene Wege, von denen sie erschöpft zurückkehrt.

Das Geheimnisvolle verliert nichts von seiner Eindringlichkeit, je weiter es zurückfällt in die Vergangenheit. Im Gegenteil erscheint es ihr farbiger, greller, überdeutlich, bestürzender denn je:

Sie sieht sich selbst wieder im Treppenflur des Hauses stehen, das Fenster schließen, ihre Gedanken sind noch bei ihren jüngeren Kindern, die soeben bei ihr waren, um sich für eine Reise zu verabschieden. Sie hatte ihnen nachgesehen. Es ist Nacht, die Straße, die Vorgärten liegen still und in tiefem Dunkel. Sie geht die wenigen Stufen hinauf zu ihrer Wohnungstür. Das Minutenlicht hatte sich ausgeschaltet.

In dem Augenblick, als sie ihren metallenen Türknopf ergreift, zerreißt ein lautloses, grelles Licht die Dunkelheit,

die sie umgibt, sie fühlt sich in einen riesigen Feuerschein getaucht, der wie von ihr selbst ausgeht, sie ist zutiefst erschüttert von der schmerzhaften Helle, vor der sie die Augen schließen muß. Für den Bruchteil von Sekunden ist sie in ein lautloses, brennendes Nichts geschleudert, ohne Sinnen, ohne Atem.
Es dauert eine Weile, bis sie sich gefangen hat. Tief aufatmend läßt sie sich in der Küche auf den Stuhl fallen.
Und da sie sich noch bemüht, das Geschehene wie einen Spuk abzutun, sieht sie das Mal, und sie erschrickt aufs neue. Fassungslos blickt sie auf das Zeichen, das zuvor nicht da war, das ein Beweis des Erlebten sein kann, ein Pfand, ein Nachlaß, ein rätselhaftes Merkmal, sie fühlt sich gezeichnet, sie fühlt sich wie eine Gezeichnete: Um ihren Knöchel herum läuft eine sonderbare schwarze Spur, teerig im Perlongewirk des Strumpfes verklebt, und als sie den Strumpf herunterschiebt, findet sie in der Mitte des seltsamen Geschlängels einen roten Fleck auf ihrer Haut, wie verbrannt.

1983

Nachdenklich wurde ich, als mir diese drei beschriebenen Blätter eines Tages wieder in die Hände fielen. Fast vergessen, vielschichtig überlagert von Ereignissen, war es mir jetzt, als hätte ich diese Szene selbst erlebt.
Anders als meinen Vater, der damals nur eine wegwerfende Handbewegung für Mutters verworrenen Bericht hatte, muß das, was Mutter damals geschehen ist, mich so berührt haben, daß ich es aufschrieb und weglegte.
Genau wie mein Vater halte ich nichts von Zauberei, von übernatürlichen Kräften, die Wunder vollbringen. Eher neige ich zu realen Erklärungen eines Vorkommnisses: Ein Stromstoß war es, sage ich heute. Ein Kugelblitz vielleicht – aber ich bin unsicher.
Das Nichterklärbare ist eine winzige Unruhe in mir. Das

Kausalitätsprinzip sucht nach einer Entsprechung. Die Wirkung will ihre Ursache haben.
Ich habe dieses Mal an Mutters linkem Fuß gesehen. Vorsichtig habe ich einen Finger auf dieses Stückchen versehrte, gerötete Haut gelegt, fand es warm, wie entzündet, und als ich aufblickte, traf ich mitten in Mutters erschreckte Augen, die von mir eine Antwort zu erwarten schien.
Das ist die Wahrheit. Weit entfernt, die aristotelische Scholastik zu befragen oder es als einen Gottesbeweis zu nehmen, möchte ich lächelnd abtun, was meiner Mutter widerfahren ist.
Aber es gelingt mir nicht.
Ist die Verstörung meiner Mutter, die viele Jahre zurückliegt, ist sie das Schlüsselerlebnis? War es der Anfang ihrer geistigen Veränderung? Ich weiß es nicht. Und niemand weiß eine Antwort auf meine Fragen. Es ist mein und Mutters Geheimnis, und ich kann sie heute nicht mehr danach fragen, denn ihr Geist ist verwirrt.
Weit bin ich den Weg meiner Erinnerungen zurückgegangen, habe mich gefragt: Wie war das damals? Was geschah danach in Mutters Leben? Und später? Neugierig geworden, habe ich in alten Aufzeichnungen gesucht. Was für ein Verlieren in Zeilen meiner Schrift, deren Bild sich längst verändert hat.
Erlesenes und Erlauschtes – steht auf dem ersten Blatt eines Schulheftes: Hermann Hesse habe ich da zitiert, Schopenhauer, Rilke und Ernst Jünger; Tschaikowsky 1888 über seine 5. Sinfonie e-Moll, und erste Gedichte finde ich. Viele Reisebeschreibungen, Notizen nur über Fahrstrecken, aufgesuchte Orte, flüchtige Blätter sind es, auch seitenlange Berichte auf blauliniertem Papier, für niemand geschrieben als für mich.
Tief unten in der Truhe entdecke ich zwei Schreibhefte, mit einem Gummiring zusammengefügt. Beobachtungen über Männer, so weist das eine sich aus: Ein Mann zündet sich eine Pfeife an. Zwei Jungen und ein Hund. Es ist eine unterhaltsam zu lesende Sammlung. Genau hingesehen. Aufgeschrieben. Ganz einfach. Und wozu? frage ich heute.

Im zweiten Heft: Beobachtungen über Frauen: Wie sie Sekt trinkt. Mädchen beim Stelzenlaufen. Das erschreckende Lachen einer Frau. Leicht lasse ich die Seiten durch meine Hände gleiten. Da halte ich ein, lese: »Über meine Mutter.«

Neugierig geworden, fand ich seitenweise frühe Notizen über das Leben meiner Mutter, angefangen mit dem Datum 1977. Dann folgten wieder kleine Bemerkungen allgemeiner Art: »Über die Röcke kleiner Mädchen.« Und wieder: »Über meine Mutter.«

Ich las und las und war so überrascht: Nie hätte ich mich an diesen oder jenen kleinen Ausspruch erinnert oder an die Bewegungen ihrer Hände beim Öffnen ihrer Handtasche. Ein Gespräch bei einem Spaziergang – längst wäre es mir entfallen.

So fing ich an, diese Notizen herauszusuchen. Es ist ein Puzzle, dachte ich – hier ein Teilchen, das ich ansetzte, mühsam, mit Bedacht, um das Bild meiner Mutter deutlich zu machen. Und es faszinierte mich mehr und mehr, irgendwo auch mich wiederzufinden in ihrem Wesen, da eine Annäherung, dort eine kleine Übereinstimmung vielleicht, eine Eigenart, eine Abneigung.

Und schon im Begriff, meinen Fund, diese Aufzeichnungen zu ordnen zu einem Bericht, den ich weiterführen könnte, zögere ich. An der Art, in der ich bisher in Worten festgehalten habe, was geschah, erkenne ich eine gewisse Gelassenheit, die mich bestürzt. Als ob es nicht meine Mutter wäre, der meine Gedanken gegolten haben. Als ob es eher eine alte Dame beträfe, die ich nur flüchtig kenne. Als ob ich sie mir ausgedacht hätte, diese kleinen Szenen. Oder als ob ich als Nichtbetroffene eine fremde Frau aus gebührendem Abstand beobachtet hätte, nicht anders als die Männer und Frauen, deren Bewegungen ich präzise studiert habe, dann meine Eindrücke mit lockerem Stift aufs Papier geworfen habe, ohne Scheu, und sie gelegentlich mit leichter Ironie gewürzt. Und doch lasse ich alles so stehen, wie ich es notiert habe, ohne Datum, ich muß den Mut zur Ehrlichkeit haben.

Wer weiß, wohin mich dieses Tagebuch noch führen wird. Aber ich ahne, daß ich irgendwann, wenn der Lebensweg meiner Mutter zu Ende sein wird, daß ich dann mich selbst hineingebracht haben werde in diese Jahre und mich selbst erkennen werde und ein Stück meiner Entwicklung.

Tagebuch

23.4.1977

Mein Vater ist im Jahr 1977 im Alter von 81 Jahren gestorben.
Ich notiere das, als läge das Datum schon tief in vergangener Zeit. Aber erst wenige Tage sind seit seinem Begräbnis vergangen. Schön war es, die Familie wieder einmal, selten genug, versammelt zu sehen. Ein heller Frühlingstag war es. Unsere Tochter blickte weit über das offene Grab hinaus, sanft, erwartungsvoll. Ihre linke Hand lag auf ihrem Leib. Bald würde ihr erstes Kind geboren werden.
Ein Mensch geht. Ein Mensch wird kommen. Niemals ist mir die zwingende Folge von Leben und Vergehen deutlicher geworden als in dieser Stunde.
Unser Vater ist tot. Mutter ist eine Witwe. Das sind wenige Worte über eine tiefe Zäsur in ihrem Leben. Wirklich verändert hat sich nur der Ablauf der Tage und Nächte meiner Mutter. Das Leben der Kinder und Kindeskinder hat es kaum beeinflußt.
Hart erscheinen mir heute meine Worte für seinen Tod. Aber mein Vater war nie die Zuflucht für uns Kinder, nie der Vertraute. Wir haben unseren Vater nie gesucht, wenn wir Kummer hatten, nie spürte ich seine Arme um mich, seine körperliche Wärme. Vater war die Instanz, die fast über alles Auskunft geben konnte. Vater war der unermüdliche Leser, der Schachspieler, der Ordnungsliebende, Strenge, der Strafende.
Erinnere ich da nur meine Kindheit?
Später waren wir aus dem Haus, in alle Welt.
Vaters Tod war kein tiefer Schmerz für mich. Ein Schreck war es, eine Tatsache. Vaters Tod erschien mir, wie sein ganzes Leben, eine vorwiegend sachliche Angelegenheit:
Eine Operation machte seine Einweisung in die Klinik notwendig. Männersache, sagte meine Mutter. Es war ihr nicht gegeben, eine medizinische Diagnose vor uns auszubreiten, die an intime Bereiche rührte.

Der knappen telefonischen Mitteilung an mich, daß die Operation gut verlaufen sei, folgte, kaum eine Stunde später, die Nachricht: Wir bedauern es, sagte der junge Arzt, aber Ihr Vater ist nicht aus der Narkose erwacht, überraschend, sagte er, mein Beileid.
Meine Mutter ist Witwe. Den neuen Personenstand trägt sie mit Würde. Würdig, ja, das ist das rechte Wort.
Ich begleite Mutter auf notwendigen Wegen. Doch keiner ihrer Schritte erscheint die Not abzuwenden, die ihre Gesichtszüge versteinern ließen, ihren Schritt verlangsamten. Kummer nötigt ihr Denken in immer gleiche Bahnen.
Er ist tot, sagt sie. Schwer geht sie an meinem Arm. Aber keine Tränen erlösen sie aus der zwanghaft wiederholten Formel, die ihrem Verlust gilt. Ich streichle ihre Hand. Schweige. Man muß ihr Zeit lassen, denke ich.
Der gemeinsame Einkauf von Trauersachen erweist sich unversehens als hilfreiche Ablenkung. Gemessen erwidert sie jeden ihr im Vorbeigehen zugedachten Gruß. Sie genießt es sichtlich, bekannt zu sein in dieser kleinen Stadt, die uns zur zweiten Heimat wurde. Mit jeder Kondolation, die Bekannte ihr spontan aussprechen, scheint sich ihr Schmerz zu verändern.
In der Wiederholung löst sich Mutters Starrheit. Fast gleichen die gewechselten Worte einander, auch Mutters Gesten. Tränen füllen kaum nach dem ersten Satz ihre Augen. Die Umschreibung der Krankheit ihres Mannes, sein plötzlicher Tod nehmen von Mal zu Mal umfassendere Formen an. Alles wird schwerer, tiefer, größer, länger.
Das ausgesprochene Mitgefühl anderer macht ihren Schmerz fast wohltätig. Eingeschlossen fühlt sich meine kleine Mutter in eine nie zuvor gekannte Fürsorge. Das Mit-Leiden, sei es ehrlich oder nur konventionell ausgesprochen, geheuchelt oder aus wirklicher Betroffenheit heraus geäußert, dieses Mitfühlen tut ihr wohl, es hilft ihr bei der Trauerarbeit.
Obwohl auch mir freundliche Worte gelten, man meines Verlustes gedenkt, fühle ich mich abseits, als beträfe es mich nicht. Und ich schelte mich einen Voyeur. Warum kann ich

nicht trauern? Allein, daß meine Mutter trauert, bewegt mich.

Selbstsicher trägt Mutter die tiefschwarze Kleidung. Es ist wie eine Mahnung, wie ein bewußter Anruf an ihre Umwelt, aufmerksam zu sein, wie eine Bitte um Gedenken, um Schonung, die ihr gern gewährt wird.

Ich übersehe geflissentlich die vorwurfsvollen Blicke der Nachbarn, wenn ich nun Mutter in heller Kleidung in ihrer Wohnung besuche. Es ist sommerlich warm geworden.

Muß Trauer sich in schwarzer Kleidung ausdrücken? Ist es nicht aus der Mode, sich eine bestimmte Zeit lang schwarz zu kleiden? Sechs Wochen lang, dann vielleicht eine weiße Bluse zum schwarzen Rock. Das war eine Art Vorschrift für die nahe Verwandtschaft eines Verstorbenen.

Warum sind wir in dieser Generation davon abgekommen? Sind es nur lästige alte Bräuche? Ist es Angst aufzufallen? Oder hält uns ein Unbehagen davon ab, Mitleid zu erregen? Verdrängen wir den Todesgedanken mit der bewußt getragenen hellen Kleidung? Oder auch: Schmerz ist ein persönliches Reservat. Schwarze Kleidung gibt die Intimsphäre preis.

Jetzt erst fange ich an, über Brauchtum um den Tod nachzudenken. Nur noch bei der Landbevölkerung hat sich das lang dauernde Tragen von Trauerkleidung erhalten. Wurzelt dort die Tradition tiefer? Schon aus der räumlichen Enge des Zusammenlebens heraus wird dort über Persönliches mehr gewacht und geurteilt als in der Stadt. Aber – es wird auch in der Not eher geholfen. Die Einsamkeit eines Menschen wächst mit der Größe einer Stadt.

Aufmerksamer als früher betrachte ich nun meine Mutter. Eine neue Verantwortung für sie wird mir bewußt. Ihre Bewegungen sind unsicher geworden, ihr Gang ist zögernd, sehr vorsichtig. – Sein Tod war ein Schlag für mich, sagt sie. Wirklich kommt sie mir vor wie geschlagen. Sie ist verwirrt. Alles wächst ihr über den Kopf, wie sie es nennt. Die Formalitäten, die plötzliche Selbständigkeit. – Es ist ein Teil von ihr ›abgerissen worden‹ nach einer Ehe, die 57 Jahre gedauert hat.

Selbst aus behütetem Elternhaus gekommen, hat sie zwar im heimischen Geschäft und Haushalt geholfen, aber nie hat sie eine Tätigkeit außerhalb ausgeübt. Sie ist nie zur Selbständigkeit erzogen worden.
Ihre Hände flattern nervös. Sie vergißt von einer Minute zur anderen, was sie getan, wohin sie etwas gelegt hat. Sie spricht jetzt unentwegt, wie zur eigenen Betäubung. Eine Flut von Gedanken schießt durch ihren Sinn – kreuz und quer. So, wie sie eben auftauchen, werden sie pausenlos ausgesprochen. Sie wiederholt sich. Es kreist alles unentwegt in ihrem Kopf. Sie tut mir leid. Ich weiß nicht, wie ich ihr helfen kann.
Dieses neue Erfühlen des Schmerzes einer anderen Frau: Mutter trifft eine Dame gleichen Alters, die ebenfalls tiefschwarz gekleidet ist. Beide kennen einander vom Ansehen. Sie haben nie zuvor miteinander gesprochen.
Eine kleine Szene, die mich tief berührt: Dieses Aufeinanderzugehen, das lange Hand-in-Hand-Stehen, den Oberkörper leicht vorgebeugt, den Kopf schräg einander zugeneigt; dieses halblaute Austauschen schmerzvoller Erfahrungen, das bestätigende Kopfnicken, Tränen, die mit weißem Taschentuch aus den Augenwinkeln getupft werden, ein fast liebevolles Ineinanderlauschen, Zusammenrücken, Naheseinwollen – zwei kleingewordene Gestalten zu gemeinsamer Klage und Tröstung scheinbar zusammengewachsen: Schwestern im Schmerz.
Der Gang zum Friedhof scheint Mutter zu beruhigen. An meinem Arm geht sie sehr langsam, feierlich und gesammelt, wie zu Vaters Beerdigung, ein Blumenstrauß liegt in ihrem rechten Arm. So schreiten wir miteinander den schönen Hauptweg des Friedhofs entlang. Mutter blickt nach rechts und links, ihr Gesicht wirkt heute entspannt.
»Na, da wollen wir mal sehen, was er macht«, sagt sie, hält inne, als sie den Wortsinn begreift. Es sind die gleichen Worte, die sie zu sagen pflegte, wenn wir gemeinsam meinen Vater in der Klinik besuchen wollten.
Den Erdhügel mit dem verwelkenden Blumenschmuck betrachtet sie aufmerksam wie ihren kleinen Garten im Früh-

ling. Sie nickt beruhigt, rückt hier und da an den bröckelnden Kränzen, legt die Gedenkschleifen sorgsam auseinander.

»Ich wollte nicht, daß er verbrannt wird«, sagt sie, »so sehe ich ihn doch immer vor mir liegen.« Kein Gedanke an Verwesung, Hygiene, Ästhetik scheint sie zu belasten wie mich. Es ist eine andere Generation, denke ich.

Mit bloßen Händen klaubt sie die trockenen Erdklumpen auseinander, die zur Seite gerollt sind, rüttelt eine Blumenvase für ihren Strauß mitten in den hochgetürmten Trauerschmuck hinein. »Ich muß eine kleine Schaufel besorgen«, sagt sie. »Und eine kleine Harke, ja, die werde ich brauchen. Und wie bepflanze ich das Beet? Und was für einen Stein nehmen wir?«

Ein neues Kapitel im Leben meiner Mutter beginnt.

Ich bin froh, daß ihr praktischer Verstand ihr hilft, den Verlust zu akzeptieren. Gleich jetzt möchte sie sich andere Grabstätten ansehen. Sie geht durch viele Reihen, begutachtet die Pflanzen, holt sich Anregung für die Gestaltung von Vaters Grab. Nun erkundet sie mit festem Schritt den nächstgelegenen Brunnen, auch den kürzesten Weg bis zum Haupteingang des Friedhofs.

Mutter ist mit sich einig und fast in heiterer Verbundenheit mit den Frauen und Männern, die sich an diesem schönen Frühlingstag an den Gräbern zu schaffen machen, die dort pflanzen und gießen. Sie ist fast erwartungsfroh, wie jemand, der eben in eine Kleingartenanlage eingetreten ist, sich seiner Mitgliedschaft erfreut und eine Parzelle in Besitz genommen hat.

Trotz ihrer körperlichen Hinfälligkeit ist Mutters Überlebenswille stark. Sie möchte nun nicht mehr die Treppe hinuntergeführt werden. Wie ein Kind sagt sie: »Ich kann das doch allein!« Sie betont jetzt oft, daß es ihr gutgeht, bald würde es ihr noch besser gehen, nur jetzt wäre »alles zuviel auf einmal«.

Ganz neue Gedanken beherrschen sie. Sie hat Sorge, wir Kinder könnten nun ihre Finanzen kontrollieren. Ich weiß schon, was ich tue, sagt sie. Ich kann alles regeln! Angst

spricht aus ihr, vor neuer Bevormundung nach dem kargen, strengen Haushalt des Verstorbenen.
Das Wissen um das Geld, das nun ihr allein gehört, macht sie ruhelos. Fast scheint es, als verdränge sie den Schmerz über den Tod ihres Mannes. Mit starkem Willen verteilt sie das kleine Vermögen. Gerecht und angemessen spricht sie jedem eine Summe zu. »Zwei Kinder«, sagt sie, »vier Enkel, ein Urenkel.«
Vorsichtig versuche ich zu bremsen. Das hat doch Zeit, sage ich. Zuerst solltest du doch bitte an dich denken. Aber es nützt nichts.
So wird gegeben und genommen, gedankt, für irgendeinen Zweck als willkommen verwendet – und vergessen.
Ich weiß es, sie hat immer gern gegeben. Oder sie hätte, muß ich wohl sagen. Denn eigentlich hatte sie nichts zu geben. Geschenke wurden von unserem Vater bestimmt, in engen Grenzen.
Manchmal spricht Mutter jetzt von »endlich tun und lassen, was ich will«. Es klingt trotzig. Ich bin froh darüber. Im Widerstand wachsen ihre Kräfte.
Auch anderes höre ich: »Jetzt will ich nicht mehr jede Mark umdrehen«, flüstert sie. Und zu mir gewandt, als müßte sie sich entschuldigen: »... er war doch so sparsam, immer nur sein Geld, sein Geld – aber er ruht gut, mein lieber Mann!«
Eines Tages fühlt sich Mutter ganz stark. Heute möchte sie sich den »sehnlichsten Wunsch ihres Lebens« erfüllen, wie sie es nennt: eine Pelzjacke.
Als wir zusammen aus dem Geschäft gehen, strahlt sie, hält die feine, sehr große Tüte ganz fest. »Wenn das der Vater wüßte«, sagt sie, und ihre Augen glänzen, »der würde sich im Grabe umdrehen!«
»Was hältst du von einem richtigen Ausflug, Mutti?« Ich frage es bewußt frisch und aufmunternd. »Wohin sollen wir fahren? Sieh mal, das ist ein so schöner sonniger Tag!«
»Dann möchte ich am liebsten nach Bedorf fahren«, sagt sie, »zu Herrn Berger. Weißt du, wir haben doch jahrelang im gleichen Haus gewohnt, und kürzlich ist seine Frau gestor-

ben, das war doch meine Freundin, sie haben vor einigen Jahren dieses Haus gebaut dort oben am Wald, da möchte ich gern hinfahren, und ich war doch noch nie dort.«
Mutter spricht ganz schnell und ohne sich zu besinnen, als fürchte sie, ich könnte eine Pause benutzen, um ihren Vorschlag nicht gut zu finden.
Ich finde es gut so, obwohl ich heimlich gehofft hatte, sie würde sich wünschen, mit mir in irgendeinem hübschen Gartencafé zu sitzen, andere Leute zu sehen und Torte und Schlagsahne zu essen.
Ich denke, Mutter hat nicht viel von der Landschaft gesehen, obwohl ich bewußt gemächlich gefahren bin durch Wald und Felder, auf denen halbhohes Grün sich ausbreitete. Ohne Schwierigkeiten fanden wir das Haus am Dorfausgang, wie es mir beschrieben worden war. Am leicht ansteigenden Waldrand lagerte es und war schon ringsum freundlich begrünt.
Auf mein Klingelzeichen öffnete Herr Berger selbst die Tür, und beim Anblick meiner Mutter, die früher seine Nachbarin gewesen war, sprangen ihm die Tränen in die Augen. Auch meine Mutter fing an zu schluchzen, als sie ihn sah, hochgewachsen, sehr schmal im Gesicht geworden. Im Rockausschnitt seines untadelig schwarzen Anzugs lag die schwarze Krawatte wie ein Mal.
Sie schüttelten einander lange die Hände und fühlten sich im Schmerz verbunden.
»Es tut mir so leid«, sagte Mutter. »Ach, ich kann Ihnen das alles nachfühlen. So ist es mir auch gegangen, als mein Mann gestorben ist.«
Der Witwer hatte Mühe, seine Beherrschung nicht zu verlieren. Er erwiderte nichts, nur sein Mund zuckte. Durch den Flur gingen sie zusammen in das Wohnzimmer.
Ich bin den beiden still gefolgt, hatte verstanden, daß es Mutters Anliegen war und ihr ein großer Trost, mit einem alten Bekannten zu sprechen. Ich wollte mit meiner Gegenwart nicht ihr Einvernehmen stören, mich nicht in ihre gemeinsamen Erinnerungen drängen, an denen ich keinen Anteil hatte. Ganz selten hatte ich dieses Ehepaar Berger

gesprochen, wenn ich meine Eltern besucht hatte. So blieb ich zwar Gast, aber Zuhörer und konnte Mutter mit meiner Anwesenheit Sicherheit geben.
Alles stand dort in dem großen Zimmer wie nie berührt, Schrank, Anrichte, die schweren Polstermöbel waren fein ausgerichtet um den Tisch mit der Marmorplatte gruppiert. Wie eine Möbelausstellung in einem gutbürgerlichen Haus, so mutete es an, das dunkle Holz spiegelte sich im gelben, glänzenden Parkettboden, die Gardinen wirkten, als hätte ein Dekorateur sie soeben in abgemessene Falten gelegt.
»Es ging dann so schnell«, sagte der Mann. »Aber sie war schon lange krank. Etwa seit einem Jahr. Zuletzt konnte sie nicht mal mehr die Straße bis zur Schwester hinuntergehen, so schwach war sie.«
»Wie mein Mann«, sagte meine Mutter, und sie begann wieder zu weinen.
»Es ist so schwer«, sagte der Mann. Und langsam, die Worte noch mühsam suchend, blätterte er im Buch des mit seiner Frau verbrachten Teils seines Lebens. Von Krankheit sprach er, einer kurzen Erholung. Dann war da noch eine gemeinsame, ihr schon schwer gewordene Reise. Schwäche. Wieder Krankheit.
»Das Herz«, sagte er, »das Herz hat einfach nicht mehr gewollt.« Mit gepreßter Stimme erzählte er, und seine Frau, die eine gute Bekannte meiner Mutter über viele Jahre hinweg gewesen war, die saß nun mitten unter ihnen im Zimmer.
»Ich habe das alles nicht gewußt«, wiederholte meine Mutter, »sonst wäre ich ja mal gekommen.«
»Sie hat oft von Ihnen gesprochen. Aber sie wollte niemanden mit ihrer Krankheit belasten. Wissen Sie«, sagte er, und etwas wie Interesse an der Medizin ließ seine Stimme fester werden, »wissen Sie, es war ein Herzinfarkt. Und als sie sich etwas davon erholt hatte und im Bett schon wieder Übungen machen konnte«, er hob seine Arme senkrecht und winkelte sie an, streckte sein rechtes Bein mehrmals aus und schüttelte es leicht, um seine Erzählung zu verdeutlichen, »da dachten wir, sie schafft es noch einmal.«

»Aber dann kam ein kleines Infarktchen nach dem anderen«, ein müdes Lächeln hängte sich in seine Mundwinkel, als ob er sich entschuldigen wollte für die ungebührliche Verkleinerung eines medizinischen Ausdrucks, der die Ahnung von Tod heraufbeschwört, »Infarktchen«, sagte er, wie um das dunkle Geschehen abzumildern, »und ich war nicht bei ihr, als sie starb. Nachts. In der Klinik. Halb ein Uhr kam der Anruf.«

»Ja, das Herz«, sagte meine Mutter, »wie bei meinem Mann.« Und auch ihr Mann, mein Vater, der früher Nachbar und auch Arbeitskollege des Witwers gewesen war, der saß nun mit im Zimmer, im hellgrauen Anzug, dunkler Hornbrille, hielt den Kopf wie immer etwas schräg, weil er auf dem rechten Ohr nichts mehr hören konnte.

»Ich habe ein Jahr gebraucht«, sagte meine Mutter, »bis ich einigermaßen darüber hinweg war. Ich war ganz krank.«

Sie weinte nun wieder in der Erinnerung an ihr Leiden und an das ihres Ehemannes, und nun schlug sie die jüngsten Seiten ihres Lebensbuches zurück und begann dort zu lesen, wo der tiefste Schmerz verzeichnet war. Sie verglich das Sterben meines Vaters mit dem traurigen Sterben der Frau, der sie innerlich so lange verbunden gewesen war.

So saßen die beiden Hinterbliebenen Auge in Auge und Schmerz in Schmerz lange Zeit. Aber die Zeit, von der man sagt, daß sie allein über eine tiefe Erschütterung hinweghilft, auch diese kleine Spanne Zeit, in der sie beisammen saßen, sie gewährte schon ein wenig Trost.

»Wie alt sind Sie jetzt?« fragte Herr Berger.

»Oh, Sie werden es nicht glauben, einundachtzig«, sagte meine Mutter. »Und niemand will es mir glauben.« Ihr Gesicht hellte sich auf, ein Freuen trat in ihre Augen, und sie setzte sich bewußt aufrecht. »Und ich bin kerngesund«, stellte sie fest. »Nur mein rechtes Ohr, also da höre ich schlecht.«

»Ach«, sagte der Mann, »das ist das Geringste, das muß man so hinnehmen. Wenn es nur das ist!«

Auch sein Gesicht hatte den schmerzlichen Ausdruck verloren. Er öffnete den Mund, atmete tief ein.

»Mir geht es jetzt auch wieder gut«, erzählte er. »Ich bin da neulich beim Arzt gewesen, der hat mich gründlich untersucht. Der hat mich geradezu auf den Kopf gestellt, sage ich Ihnen!« Lebhaft schilderte er die Einzelheiten der medizinischen Anwendungen, seine Hände formten Gegenstände, unterstrichen ihm wichtig erscheinende Feststellungen.
»Und denken Sie nur«, fuhr er fort, »sagt doch der Arzt zu mir, Herr Berger, wissen Sie, daß Sie auch einen Herzinfarkt gehabt haben?«
»Nanu!« staunte meine Mutter und horchte auf. »Haben Sie davon nichts gemerkt?«
»Nein«, beteuerte der Mann. »Oder ich weiß nichts davon. Damals, als ich mit meinem Wagen durch die Scheune gefahren bin – wußten Sie das eigentlich?«
Etwas Triumphierendes, wie über einen Erfolg, trat nun in seine Augen, als er ihr Kopfschütteln sah.
»Also, ich fahre da unsere große Straße hinunter, und dort, wo die Linkskurve ist, also da bin ich doch schon unzählige Male gefahren, das ist doch meine Strecke, also dort komme ich doch von der Straße ab, fahre geradeaus über die Wiese, direkt auf den alten Schuppen zu, der dort steht, solange ich denken kann, und ich fahre doch, stellen Sie sich das vor, fahre doch direkt durch das geschlossene Brettertor durch, also, ich habe da ein richtiges scharfes Viereck hineingesäbelt«, mit beiden Händen und Armen deutete der Mann ein riesiges Viereck an, »und dann krache ich doch voll auf die Wand von den dort eingelagerten Säcken, in denen Streusalz war!«
Nun lachen beide, schwanken ein bißchen zwischen Erschrecken und Erleichterung, denn schließlich sitzt der ehemalige Nachbar ja noch unversehrt im Zimmer.
»Kein Nebel«, sagt er. »Kein Glatteis! Das war im August, wir hatten einen strahlenden Sommertag! Na, ein paar Rippen hatte ich angebrochen, ein bißchen Blut im Gesicht, das war alles.«
Herr Berger griff nach seiner linken Brustseite, fuhr sich mit der Hand übers Gesicht, als müßte er fühlen, ob da nicht noch Blut sei.

»Ich kann mir nicht denken«, sagte er, »warum ich von der Straße abgekommen bin. Und denken Sie nur, bis heute kann ich mich nicht erinnern, daß ich in die Scheune gefahren bin. Das hat man mir dann erst erzählt. Da ist in meinem Gedächtnis ein Loch. Ich bin wie aufgewacht, bin ausgestiegen und war sprachlos! Also der Arzt meinte, das sei mein Stolperherz gewesen, das hat einfach ausgesetzt, und ich war ohne Verstand. Oder – das war eben ein Herzinfarkt.«
Noch eine Weile reden die beiden über die Gesundheit, loben einander wegen ihrer Tapferkeit. Nun fragen sie nach den Verwandten, nach den anderen ehemaligen Nachbarn.
»Ja, in Stuttgart war ich jetzt einige Wochen bei meinem Sohn«, sagte meine Mutter, und die Erinnerung an schöne Tage machte sie jung. Sie lächelte versonnen, und unversehens kam sie ein kleines fröhliches Lachen an, das sie lieber verschluckt hätte. Man merkte es ihrem Gesicht an. Sie räusperte sich ein wenig verlegen und bemühte sich um mitfühlenden Ernst. Sie fühlte sich wie ertappt.
So gehen sie gemeinsam der Tür zu.
»Wie schön Sie es haben! Ach, so ein Jammer, das schöne Haus! Und nun so allein!« sagt sie.
»Ich schaffe es schon«, sagt der Mann. »Ich habe doch den großen Garten. Da gibt es immer Arbeit. Zu jeder Jahreszeit. Der Garten war schon immer mein Hobby. Ich habe auch die Terrasse selbst gebaut und die Hecke gepflanzt! Es ist wegen dem scharfen Ostwind hier oben. Ich zeige Ihnen auch mein kleines Gewächshaus, wenn Sie mögen.«
Seine Stimme war lebhaft geworden, und sein Gesicht wirkte nicht mehr so blaß. »Ich ziehe auch Tomaten und Gurken, das ist meine Spezialität. Und was ich nicht selbst verbrauche, das gebe ich meiner Schwester, die führt doch jetzt die Gastwirtschaft unten im Dorf.«
So gehen sie beide aus dem Zimmer, durch den Flur, die wenigen Stufen hinunter in den Garten.
Und der verstorbene Ehemann der alten Dame und die noch nicht lange zur letzten Ruhe gebettete Ehefrau des Mannes sind im Zimmer geblieben.
»Was für schöne Blumen! Und der herrliche Ausblick auf den

Wald!« ruft meine Mutter. Sie nickt ihm zu, fast bewundernd. »Also Sie leben hier wie im Paradies!«
Ihre Hände liegen zum Abschied eine Weile ineinander. Auch der Witwer lächelt nun. Er freut sich über die bunten Rabatten am Haus, und er erklärt meiner Mutter noch die Rosensorten: »Das hier ist die Gloria Dei, hier, diese, die nennt man Gelbe Teerose. Die roten dort drüben sind Polyantha-Rosen, die sind ganz üppig in diesem Jahr!«
Er bedankt sich für den Besuch, wünscht uns gute Gesundheit. »Und kommen Sie mal wieder!« ruft er, als wir schon in den Wagen eingestiegen sind. Mutter winkt noch ein bißchen aus dem Fenster, als der Wagen vom Grundstück rollt, und ihr kleines Seufzen klingt irgendwie erleichtert.

Hier enden meine frühen Mitteilungen über meine Mutter. Es fällt mir schwer, folgerichtig zu erinnern, was nach 1977 geschehen ist. Es waren Monate, die mich so beansprucht haben, daß ich es wohl versäumt habe, irgend etwas darüber zu notieren. Im nachhinein erkenne ich diese Zeit wie einen Alptraum.
Noch blieb Mutter in der eigenen Etagenwohnung, die meine Eltern jahrzehntelang bewohnt haben. Es schien sich ihr Leben ohne meinen Vater langsam einzupendeln: Sie geht wieder einkaufen, nimmt ihren täglichen Stadtbummel wieder auf, sitzt mit ihrer Freundin im Café.
Weniges deutet auf eine Veränderung: daß sie Lebensmittel verderben läßt, daß sie Vorräte hortet, die sie als Ein-Personen-Haushalt nie verbrauchen kann.
Im ersten Winter füttert sie die Vögel am Fensterbrett so im Übermaß, daß die Nachbarn sich über den Schmutz beklagen. Ein böser Winter ist es mit viel Schnee. Ich finde einen Mann, der ihren Anteil am Schneeräumen übernimmt.
Mir wird bewußt, was Mutter in ihrem hohen Alter, sie wird in wenigen Monaten nun 82 Jahre alt, bisher noch bewältigt hat: außer ihrem Haushalt noch die regelmäßige Reinigung von Keller, Flur und Treppenanlage, das Her-

aufschleppen gefüllter Ölkannen vom Keller bis in die 1. Etage zum Ofen im Wohnzimmer.
Erst jetzt sehe ich die Mängel einer früh errichteten Neubauwohnung, über die meine Eltern nach ihrer Ausweisung aus dem Sudetenland glücklich waren.
Ich versuche Mutter zu bewegen, in eine hübsche, moderne Apartmentwohnung umzuziehen. Nach langem Kampf willigt sie ein. Im Herbst 1979 richten wir die neue Wohnung ein. Ein Glück für sie, habe ich damals gesagt.
War es so? Ihre erste Freude war groß. »So schön, so hell«, sagt sie. Und vornehm findet sie das Haus mit einem bequemen Aufzug. Ein Telefon bekommt sie. Sie scheint überwältigt.
Aber sie findet sich nicht zurecht in der Wohngegend, sie verläuft sich. Sie findet keinen Kontakt mit den Nachbarn. Es sind alles ältere Leute im Haus, die sehr freundlich zu ihr sind. Aber: »Ich kenne sie nicht«, sagt Mutter zu mir, als ich sie danach frage.
Es erscheint mir sinnlos, was sie an Gebrauchsgegenständen kauft. Sie ist nicht mehr in der Lage, sich eine Mahlzeit zu kochen. Warum habe ich damals nicht daran gedacht, daß es das erste Mal in ihrem Leben war, daß sie mit Strom kochen muß?
Warum habe ich mit ihr gezankt, weil sie das »Essen auf Rädern« in den Behältern stapelt, ohne es zu verzehren und ohne es zurückzugeben? Warum war ich ungeduldig, wenn sie mich viele Male am Tage angerufen hat: Das Türschloß ist kaputt. Ich habe nichts anzuziehen. Das Licht brennt nicht mehr.
Im nachhinein weiß ich nur, daß ich unzählige Male den Weg zu ihrer Wohnung voller Sorge gehastet bin, atemlos aufgeschlossen habe, Mutter unversehrt fand.
Und dann kam die Zeit ihrer Anrufe, ihrer Berichte, die mir Angst einflößten: »Ich werde abgeholt«, hat sie geflüstert, »die warten da unten schon mit einem Wagen! Siehst du das?«
Sie schließt ihr Schlafzimmer ab. Der Schlüssel ist nicht mehr auffindbar. Sie erklärt mir geheimnisvoll mit großen

Augen, daß mein Vater »da drin« sei. Ich hole den Hausmeister, der das Schloß öffnet. Wie sollte ich ihr erklären, daß mein Vater bereits über ein Jahr tot ist?
»Alles wird mir nun gestohlen«, jammert sie. Sie versteckt ihr Geld.
Ich fühle mich verantwortlich für Mutter, tröste sie. Ich helfe, wo ich kann. Ich fürchte mich manchmal vor ihren Augen, die so wirr und verschreckt sind. Ich bin voller Unruhe, Tag und Nacht. Ich bin voller Mitleid.
So geht es nicht weiter, sagt die Familie. Sie kann nicht mehr allein sein. Ich ziehe Erkundigungen ein. Die beste Lösung wäre ein hübsches Apartment in einem Altenheim, das mitten in der Stadt liegt.
Soll ich verschweigen, daß mein Vorschlag einer Übersiedlung Mutter völlig außer Kontrolle brachte? Soll ich notieren, daß sie sich mit Händen und Füßen gewehrt hat, in höchster Verzweiflung gerufen hat: »Ich verfluche dich, wenn du mich ins Altenheim bringst!«
Noch jetzt, beim Schreiben, so viele Jahre danach, kann ich das dumpfe Unbehagen an diesem Satz, an diesem Auftritt nicht einfach abtun. Angelesenes aus alten Zeiten kommt mir in den Sinn, in denen ein Mensch ›verflucht‹ wurde, bis ins dritte und vierte Glied verflucht, biblische Verse dämmern mir, oder ich sehe die düstere Zigeuner-Szene vor mir, aus einer Carmen-Aufführung im Theater.
Verfluchen. Ein dunkles Wort.
Mutter hat es nicht so gemeint. Sie war ihrer Sinne nicht mächtig damals. Genügt diese kurze Feststellung? Verzweifelt war sie. Einen alten Baum soll man nicht verpflanzen.
Behutsam habe ich damals Mutters Übergang von der eigenen Wohnung in das Altenheim vorbereitet. Nicht mit mir – ich fürchtete, sie hätte es als Zwang empfinden können –, sondern mit ihrer »besten Freundin Else« hat sie das »große Haus« besucht. Es gefiel ihr alles gut, und sie war mit einem Umzug einverstanden.
Peinlich vermieden wir das Wort »Altenheim« in ihrer Gegenwart. Und erst jetzt ist mir klargeworden, daß mit diesem Wort in ihrem Bewußtsein eine Vorstellung wach gewor-

den sein muß: Altenheim, das war etwas Schmutziges, Dunkles, Unheimliches. Wie ich nun über Mutters Leben nachdenke, stehen fast vergessene Bilder vor mir auf:
Das Haus ihrer Eltern in G., meine Großeltern, wir Enkelkinder. Elf Vettern und Kusinen im ›langen Garten‹ hinter dem Haus, wenn ich die Augen schließe, sehe ich alles wieder vor mir:
Heute würde ich diesen Garten als einen Robinson-Spielplatz bezeichnen. Es gab Bäume zum Erklettern, einen ›Holzstall‹, in dem man ungestraft Verstecke bauen konnte, Katzen huschten durch das Gras, niemand wußte, wie viele und wem sie gehörten, der große Hund lag angekettet vor seiner Hütte – alles zusammen hätte vergnügt und heil sein können, wäre da nicht das Fenster gewesen.
Die schmale Seite des Grundstücks wurde von einer schlichten Mauer begrenzt. Es war eine unauffällige, hellgetünchte Hauswand.
Aber das Fenster in halber Höhe.
Es war vergittert. Und meistens tauchte, sobald wir Kinder im Garten spielten, ein Gesicht dort oben auf. Über grauen Bartstoppeln und von wirrem weißen Haar umbuscht, lagen die Augen wie in schwarzen Höhlen. Beide Hände an die Gitterstäbe gekrallt, blickte ein sehr alter Mann zu uns herüber.
War es uns Kindern anzulasten, daß wir ihn gereizt haben? Eigentlich wollten wir nur sein dumpfes Brüllen hören, diese ungeformten Worte, mit denen er uns beschimpfte. Niemand hatte uns verboten, ihn in Aufregung zu versetzen. Wir haben ihm Grimassen geschnitten, ihn mit Holzbirnen beworfen, und jede seiner zornigen Äußerungen – er rüttelte am Gitter, daß sein Kopf hin- und herflog, wir konnten hören, wie er wütend auf die Holzdielen seines Zimmers stampfte – alles haben wir mit Begeisterung genossen.
Als ich älter war, habe ich Großvater einmal gefragt: Wer wohnt eigentlich dort oben?
»Das gehört doch zum Nikolaiplatz«, sagte er. »Es sind nur noch alte Buden. Früher war das ein Siechenhaus, so hat

man die Krankenhäuser auch genannt, dann war es Armenhaus – und jetzt wohnen eben die Alten drin.«
So setze ich heute Teilchen an Teilchen in meinem Puzzle und gewinne ein neues Stück Erkenntnis: Altenheim war für meine Mutter seit ihrer Kindheit kein guter Ort. Es war ein Asyl. Nur aus ihrem eigenen Erleben ist ihre tiefe Angst zu erklären. Längst Vergessenes muß mit diesem Wort in ihr wach geworden sein.
Was für uns Kinder nichts als ein grausames Spiel war, hatte sich in der Vorstellung meiner Mutter längst als Teil einer Welt gefestigt, mit der ›man nichts zu tun hat‹ – Armut, Verblödung, Unsauberkeit. Das überläßt man der Gemeinde oder der Kirche.
Wie stark muß ihre Kindheit und Jugend – sie wurde im Jahr 1896 geboren – von dieser Vorstellung geprägt worden sein: Alte Leute bleiben in den Familien bis zu ihrem Tod. Falls das nicht möglich war, nahm sie das Asyl auf, oder sie lebten in einer Gemeinschaft, die man in unserem Ort die ›Korrektionsanstalt‹ nannte. Ohne je darüber nachzudenken, gehörten diese alten Männer in blauer Arbeitskleidung auch zu meiner Kindheit. Gutmütig, schwerfällig und stupid fegten sie mit langen Reisigbesen unseren Stadtwald. Man war nachsichtig mit diesen armen, geistesschwachen Menschen, die man einfachheitshalber ›die Korrektioner‹ nannte.
Entkräftet es Mutters Fluch, mit dem sie mich gestraft hat?

15.1.1982

Mit sanftem Zwang haben wir Mutter ins Altenheim gebracht. Haushalt aufgelöst. Viel Arbeit.
Mit diesen wenigen Worten beginnen meine Aufzeichnungen über Mutters letzte Jahre wieder. Und ich will sie original wiedergeben. Auch darin liegt ein Stück meiner damaligen seelischen Verfassung.

Mutter freut sich an dem Teil ihrer eigenen Möbel, die sie in das kleine Apartment im Altenzentrum einbringen durfte. Sie geht zu Fuß in die nahe Innenstadt einkaufen. Trifft sich mit ihrer »besten Freundin Else« in einem bestimmten Café.
Die Freundin sagt mir heute: »Schon wieder ist sie nicht gekommen. Ich habe vergeblich gewartet.«
Mutter liest viel in bunten Magazinen. Freut sich am Fensehprogramm in ihrem Zimmer. Jede Woche fährt sie mit dem Bus zum Friedhof.
Ich war heute mit ihr zusammen auf dem Friedhof. Beim Anblick des frischbepflanzten, gegossenen Grabhügels sagte sie: »Na, da kann er ja zufrieden sein, unser Vater, wir kümmern uns um ihn!«
Anruf von Mutters Freundin: »Heute stand sie wieder nicht an der Haltestelle. Ich habe so gewartet!«
Wiederholt muß ich Mutter sagen: »Bitte füttere die Tauben nicht auf dem Balkon! Es ist verboten!« Sie vergißt es von einem Tag zum anderen.
Sie hatte gestern wieder die Gardinen auf das Fensterbrett hochgelegt. »Nein«, sage ich, »das kann doch nicht anbrennen auf der Heizung!«
Unversehens habe ich mich heute wohl bei ihrer Flurnachbarin unbeliebt gemacht. Ich fand einen ganzen Kuchen in Mutters Kühlschrank. »Wer hat ihn dir gebracht?« frage ich, »er ist ja völlig vertrocknet!«
Sie weiß von nichts. Ich habe den Kuchen mitgenommen, den Kühlschrank gesäubert. Als ich heute vor Mutters Tür stand, hielt mich ihre Nachbarin auf. Sie hat mich böse beschimpft. »Es war doch mein Kuchen!« hat sie gerufen. Ich habe ihr einen frischen Kuchen gebracht.
Aufregung: Mutter ist im Zimmer gestürzt. Riß über der linken Augenbraue. War mit ihr in der Klinik. Wunde wurde genäht.
Mutter ist in der vergangenen Nacht aus dem Bett gefallen. Die Nachtschwester fand sie auf dem Fußboden liegend. Rechte Hand schmerzt. Aber nichts gebrochen.
Sie geht nicht mehr allein aus. Ich hole sie mit dem Wagen

ab, bringe sie zu uns nach Hause. Sie ist völlig unorientiert. Die Straßen, auch unser Haus ist ihr fremd. Freut sich über unser Wohnzimmer, als hätte sie es noch nie gesehen. Trinkt mit uns Kaffee. Geht an meinem Arm, freut sich, sie bedankt sich.
Bei jedem meiner Besuche versichert Mutter mir, sie sei hier im Altenzentrum daheim, und es sei schön.
Gehe mit Mutter jedesmal spazieren im kleinen Park am Altenheim. Bei jeder Runde bewundert sie aufs neue die Blumen, als hätte sie vorher nichts gesehen.
Habe mit ihr das rote Familienalbum angesehen. Mit meiner Hilfe erkennt sie viel, lacht, freut sich.
Schwester Olga berichtet mir: »Also, das ist nun neu – aber machen Sie sich keine Sorgen. Ihre Mutter geht mittags mit den anderen Bewohnern zum Essen in den Speisesaal. Sie sitzen immer zu viert an bestimmten Tischen. Sie setzt sich, steht wieder auf und geht, obwohl das Essen noch nicht serviert ist. Wir holen sie zurück, sie ißt mit großem Appetit, geht zum Aufzug zurück – obwohl alle anderen noch sitzen bleiben – geht in ihr Zimmer, aber sie kommt sofort zurück in den Speisesaal hier in die 4. Etage und verlangt das Essen. Und obwohl wir Frühstück und Abendessen ins Zimmer servieren und jeder wählen kann, was er mag, kommt sie regelmäßig danach in unser Stationszimmer und behauptet, sie hätte nichts zu essen bekommen.«
Habe ihr heute nachmittag Gebäck gebracht. Sie wollte gleich alles aufessen. Ich sage: »Nicht alles, Mutti, hebe etwas für morgen auf, gleich kommt doch das Abendessen, die liebe Schwester Olga ist enttäuscht, wenn du nichts ißt.« Mutter sagte: »Hier gibt es kein Abendessen. Davon weiß ich nichts.«
Bin mit Mutter bei schlechtem Wetter im Flur der Station auf und ab gegangen. Jeder Dame, die vorbeikommt, auch der Schwester, gibt sie die Hand, begrüßt sie freundlich: »Guten Tag!« Sie macht dazu einen Knicks wie ein kleines Mädchen. Niemand lacht über sie. Sie lächeln alle freundlich und verzeihend.

Schwester A. erzählt mir, Mutter sei jetzt oft böse, will sich nicht ausziehen lassen, u. a. will sie sich nicht baden lassen. Wenn eine bestimmte Schwester sie mal etwas energisch anfährt, »bestimmt nicht böse«, sagt Schwester A., »aber man muß auch manches mit herzhafter Fröhlichkeit tun«, also, dann schlägt sie die Schwester. Mutter reagiere nur auf Freundlichkeit und gutes Zureden.
Eine junge Schwester (als Vertretung für Schwester A.) zu mir: »Nun sagen Sie endlich mal Ihrer Mutter, daß sie sich nicht dauernd ins Bett legt, wenn wir sie angezogen haben!« (Ich denke, sie meint es nicht böse. Sie hat nur noch keine Erfahrung und auch keine Vorstellung von Mutters Verfassung.)
Die Schwester muß bis auf weniges alle Kleidungsstücke aus Mutters Schrank nehmen, da Mutter sich unentwegt an- und auszieht.
Heute hat sich Mutter bei mir über eine Schwester beklagt, die ihr das Bett richten will. Sie möchte es selbst tun. Sie ist sehr böse, daß es ihr verwehrt wird.
Was mir die Schwestern der Station sagen: »Ihre Mutter steht nachts auf, nur mit dem Nachthemd bekleidet, sie will zum Speisesaal, weil es Zeit sei zum Mittagessen. Neulich ist ihre Mutter nachts völlig nackt über den Flur gelaufen, die Nachtschwester hat sie gefunden.«
Mutter weiß keine Tageszeiten mehr. »So?« sagt sie. »Jetzt ist Nachmittag? Das weiß ich nicht.« Sie lacht gern mit mir.
Neuerdings versteckt Mutter ihren Schmuck in Kaffeetassen etc., und sie sagt, er sei ihr gestohlen worden. Wenn ich etwas davon wiederfinde, freut sie sich. Oder sie betrachtet die Stücke wie neu.
Gestern hat sie sehr aufmerksam den Ring an meiner Hand betrachtet, dann ihre Ringe. Schließlich zog sie den Ring meines Vaters mit dem blauen Opal vom Finger und sagte: »Nimm, damit du eine Erinnerung an mich hast!«
Wieder ihren Schmuck gesucht! »Mein Salamander!« ruft sie. Sie ist verstört und weint. Schließlich entdecke ich die kleine silberne Anstecknadel mit den Marquettsteinchen an

einem ihrer Kleidungsstücke im Schrank. Sie freut sich wie ein Kind: »Mein Glücksbringer!« ruft sie, »das ist doch mein Glücksbringer!«
Heute morgen hat die Schwester mir Mutters Ringe übergeben: die zusammengefügten Eheringe meiner Eltern. (Witwenring! fällt mir ein. Muß darüber nachdenken!) Den zweiten breiten Ehering erkenne ich als den Ehering meines Großvaters. »Sie verliert die Ringe von den Fingern«, sagt die Schwester, »schon zweimal haben wir sie im Flur gefunden!«
Ich habe ihr zum Muttertag Blumen gebracht. »So?« sagt sie, »Muttertag? Das weiß ich nicht.«
»Aber es war doch eine schöne Veranstaltung hier im Speisesaal bei euch«, sage ich. »So? Davon weiß ich nichts«, sagt Mutter.
Ich schaue wieder mit ihr Fotos an. Da entdecke ich ein Muttertagsbriefchen, das ich ihr als Kind geschrieben hatte und das hier eingeklebt ist. Ich hatte die Schrift mit einem Kranz gepreßter Blüten umlegt. Ich lese den Text Mutter vor. Sie betrachtet den Brief und bricht in Tränen aus. Erinnert sie sich?
Am liebsten möchte sie Fotos ansehen. Im roten Fotoalbum erkennt sie nur noch wenig. Nicht sich selbst als jüngere Frau, keine Verwandtschaft. Ihre letzte »beste Freundin Else« erkennt sie. Überraschend: auch auf dem Hochzeitsbild ihres Bruders (so etwa um 1920 aufgenommen!) erkennt sie allein ihre Mutter!!
Ich mache sie heute auf ein großes Fotoporträt meines Vaters aufmerksam, das in ihrem Apartment hängt:
»Das ist Opa!« sagte ich.
Kein Erinnern.
»Opa«, sage ich, »dein Mann!«
»So«, sagt sie, ohne Reaktion.
»Arno!« sage ich, »Arno Krüger!«
»Ach, Arno«, sagt sie. Und jetzt scheint sie sich zu erinnern. Aber keine Freude ist in ihrem Gesicht. Überhaupt, nie spricht sie von ihrem Mann, unserem Vater. Auch auf den Fotos erkennt sie ihn nicht.

Ich überlege, ob es nicht eine Verdrängung ist? Ihre Ehe war nicht glücklich. Zumindest habe ich es so empfunden.
Das ›Weißt-du-noch-Spiel‹ geht nicht mehr. Die alte Heimat scheint vergessen. Ganz wenig noch, nur ganz frühe Erlebnisse erinnert sie.
Eines Tages vermisse ich ein Bild an der Wand: eine schön gezeichnete Ansicht von Grimma, unserer Geburtsstadt in der späteren DDR. Auf meine Frage: »Wo hast du das Bild?« sagt sie: »Ich habe es weggetan. Das braucht doch nicht jeder zu wissen. Das könnte doch gefährlich sein!«
Ich überlege: Ist auch das eine Verdrängung von Vertreibung und Flucht? Von Sachsen wurde mein Vater nach Marienbad im Sudetenland versetzt, nach Kriegsende wurden die Eltern durch Zufall nicht als ›Reichsdeutsche‹ erkannt bei der ›Selektierung‹ und nach Sachsen ausgewiesen, sondern kamen in den Westen.
Urteile der Mitbewohner im Altenheim: Frau Krüger ist so lieb, so freundlich, immer heiter und vergnügt.
Der alte Herr, der auch gelegentlich die Pforte betreut, kommt heraus, als ich mit Mutter vorbeigehe. Mutters jetzt übliche Begrüßung, die sie, wie eingelernt, abspult, mit Knicks! Sie sagt wie zur Erklärung: »Man ist schließlich gut erzogen, alles feine Leute hier!«
Der alte Herr sagt: »Ach, mein Liebchen, wie geht es denn – wir sitzen doch an einem Tisch im Speisesaal, nicht wahr?« Mutter nickt, aber sie scheint sich nicht zu erinnern. »Sie ist so lieb«, sagt er zu mir. »Mach's gut, mein Liebchen!« – zu Mutter.
Es ist keine ›Annäherung‹ eines Mannes an eine fremde Frau, eher väterliche Güte für ein Kind spricht aus seinem Wesen, seiner Stimme. Auch seine Berührung, die Hand bleibt auf Mutters Schulter, drückt ein großes Mitleid aus.
Andere sagen: »Ihre Mutter kann sich so freuen!« – »Die macht Krach in der Nacht, da kann man nicht schlafen!« – »Die ist nicht mehr richtig!«
Mutter scheint keine Blicke, sei es Mitleid oder Vorwurf, irgendwie zu deuten. Sie sagt: »Alle sind gut zu mir. Mir

gefällt es gut. Es geht mir gut. Ich habe doch alles. Hier ist es wie im feinsten Hotel!«
Mir fällt ein, daß Mutter nie im Leben in einem Hotel war, geschweige denn ›im feinsten‹ Hotel.

11.10.1984

Heute hat Mutter mich nicht erkannt.
Oder irre ich mich?
Als ich aus dem Aufzug trat, stand sie im Flur, hat offensichtlich auf mich gewartet. Wir gingen nebeneinander, sie sprach mich höflich mit Sie an, ging dann ruhig neben mir, wie fremd. Ich nahm ihren Arm. Sie paßte sich meinem Schritt an.
»Wie die Soldaten!« sagte sie und ging bewußt im Takt mit mir. Blieb stehen, zeigte auf ihren Mantel, sagte: »Meine Tochter hat mir den dicken Mantel angezogen!«
Anfangs dachte ich, ich hätte mich verhört.
Wir gingen dann im Park spazieren. Sie sagte: »Hier bin ich schon gegangen, mit meiner Tochter...«
Erst als ich sagte: »Ich bin doch deine Tochter, Omi, ich bin doch hier, bei dir«, sagte sie: »Ach ja, das stimmt ja«, aber kein Erkennen, kein Freuen, keine Überraschung war in ihrer Stimme.

25.2.1986

Zwischen meiner letzten Eintragung und diesem Datum liegen viele Monate. Ich zögere, nachzudenken über diese Lücke. Nur widerstrebend blättere ich zurück, lese, was ich bis jetzt über das Leben meiner Mutter notiert hatte, aus meiner Erinnerung geholt und verflochten habe. Ich bin be-

stürzt über die Sachlichkeit und Kürze der Notizen, die ich ohne Datumsangabe festgehalten hatte. Es kommt mir vor, als sei ich zu dieser Zeit zu hastig gewesen, als wäre es mir lästig gewesen, meine Zeit Mutter zu widmen und über sie nachzudenken.
Und nun empfinde ich diese Lücke wie ein Nichts. Eine fehlende Zeit? Eine verlorene Zeit? Eine verdrängte Zeit?
Und nur widerstrebend lese ich weiter in meinem schmalen Schulheft, das ich bis heute nicht mehr in die Hand genommen habe.

26. 2. 1986

Wann werde ich anfangen, über meine Mutter zu schreiben? Ich zögere und weiß warum – ich verdränge die Gedanken an sie. Ich vermeide es, den Stich zu wiederholen, der mein Herz trifft, wenn ich sie sehe bei meinen Besuchen, die ich tagelang vermeide.
Ich bin feig, ich stelle mich nicht, ich verachte mich deswegen, ich ringe nach Mut, mich schreibend vom Erlebten zu distanzieren, es zu ertragen, ich bin zu feige, den Schmerz noch einmal zu fühlen, ihn auspendeln zu lassen, ich bin zu feig, aber irgendwann werde ich anfangen, anfangen – es könnte mir vielleicht helfen, Abstand zu gewinnen –, aber es könnte sein, daß ich dann stumpfer werde, mich zum Zuschauer degradiere, der noch die Phasen des Sterbens notiert wie ein korrekter Buchhalter – morgen, vielleicht morgen.

27.2.1986

Vielleicht heute.
Erst wenn der Aufruhr in mir sich gelegt hat, nach Stunden oder einen Tag später, nachdem ich meine Mutter besucht habe, erst dann schiebt sich mein Alltag wieder vor.
Oft geschieht es, daß mich nachts, wenn das Traumgeflecht löchrig wird, dieses Bild wieder einholt, das ich schon vor Augen habe, ehe ich das Altenheim betrete.
Ich sehe es, hoffe darauf, und während ich, den Aufzug vermeidend, der mich zu schnell emporträgt, lieber zu Fuß, immer langsamer aufsteigend, die Treppe benutze, noch den kühlen Flur genieße, die schmucklosen Wände um mich, noch meinen Tritten auf den Marmorstufen nachlausche, noch während ich bewußt den zeitlichen Abstand dehne, schwingt in mein Hoffen der Wunsch, daß es jetzt und niemals mehr eine Wiederholung dieses ersten Eindrucks gäbe, der mir beweist: Sie ist noch da. Und zugleich verwerfe ich diesen halben Wunschgedanken aus Scham.
So stehe ich vor der Glastür, die die Pflegestation abschirmt. Mein Blick bleibt auf dem roten Punkt hängen, der die Mitteilung ›Bettlagerung‹ bekräftigt, rot, unübersehbar. Rot für Achtung, Aufpassen. Rot für Blut.
Aber Blut ist gleich Leben, solange es noch strömt, in dem Geflecht der Gefäße seinen Dienst tut.
Und noch ehe ich die Schwingtür aufschlage, hörte ich das Klopfen. Klopfen wie mein Herzklopfen. Es ist das Lebenszeichen meiner Mutter.
Und hinter dem Schrank, der die Stationswäsche birgt, fällt mein Blick auf die Spitzen grauer Hausschuhe, die sich leicht bewegen.
Dort sitzt meine Mutter immer zur erlaubten Besuchszeit, gut geschützt neben der Wand, hinter sich die Glasfront der Räume, die dem Personal vorbehalten sind.
Das Klopfen verstärkt sich, wenn ich mit behutsamen Schritten den Gang entlang auf sie zugehe. Sie sieht mich noch nicht. Auch nicht, wenn ich vor ihr stehe.

Sie klopft. Mit der Handkante bearbeitet sie hart und pausenlos den kleinen Tisch, der mit ihrem Lehnstuhl fest verbunden ist, sie schaut auf diese klopfende Hand, als sei es nicht die ihre. Dann hält sie inne.
Nun klopft sie mit dieser rechten Hand auf ihren linken Unterarm, hat den Ärmel des Kleides leicht hochgeschoben, Haut klopft auf Haut, Knochen auf Knochen, heftig, ein plattes, dumpfes Klopfen, das mich schmerzt, ein Geräusch, dem sie nachlauscht oder von dem sie nichts hört, ein Metronom, das Sekunden teilt, die Zeit teilt, in Stücke, die niemand zählt.
Nun stehe ich vor ihr, spreche sie an. Ihre Hand ruht aus. In ihrem Blick ist kein Erkennen. Sie streckt mir diese rechte Hand zum Gruße hin, eine Geste, die jedem gilt, der an ihr vorbeigeht, der stehenbleibt, der einige gute Worte für sie hat. Auch das ganz mechanisch.
Ich bin ein Mensch unter anderen Menschen. Fast nach vorgefertigtem Muster spielt sich unser Gespräch ab: »Guten Tag.« – »Guten Tag. Wie geht es dir?« – »Mir geht es gut.«
Kein Zeichen des Erkennens.
Kleine Scheiben von Mandarinen lege ich vor sie hin auf eine Papierserviette.
»Gut!« sagt sie. Ihre Augen werden ganz groß. »Nun iß davon«, sage ich. Verständnislos schaut sie mich an. Ich lege ihr eine kleine Scheibe auf die Hand. Noch immer begreift sie nicht, bis ich ihre Hand, gegen ihren sanften Widerstand, zu ihrem Mund führe. Nun ißt sie. »Guut!« sagt sie. Wieder reißt sie ihre Augen auf, aber nichts blitzt darin.
So ißt sie, mit der Linken schiebt sie ein Stück der Frucht ums andere in den Mund, mit der Handkante ihrer Rechten beginnt sie wieder auf den Tisch zu klopfen. Ich halte diese Hand fest, lege meine andere darauf, sie legt ihre Linke darauf, nun ziehe ich eine Hand aus dem kleinen Hand-Hügel, lege sie wieder obenauf. Das Spielchen gefällt ihr, sie erkennt es wieder. »... wie die Kinder«, sagt sie, sie lacht schallend – klatsch, klatsch, klatsch – Hand wegziehen, obenauflegen –, sie lacht, es macht ihr riesigen

Spaß. Vielleicht erkennt sie mich nur in diesem bei jedem Besuch wiederholten Spiel.
Ich frage nicht mehr, ob sie weiß, daß ich ihre Tochter bin. Es rührt sich nichts in ihr bei diesem Wort.
Der Pfleger bittet mich in sein Büro, um eine Formalität zu erledigen. Als ich zurückkomme, liegt ein Teil der Mandarinenschalen auf dem Boden. Auf der Papierserviette liegen kleine orangefarbene Brocken. Sie kaut, nimmt etwas aus dem Mund, legt es neben die anderen.
Es trifft mich tiefer als ihre Sprachlosigkeit, ihr Nichterkennen, ihre nicht zu unterdrückende motorische Unruhe der rechten Hand, ihre ständig tappenden Füße: Sie hat die Schalen gegessen. Sie weiß es nicht. Sie schmeckt den Unterschied nicht. Nichts verändert sich in ihrem Gesicht, als ich sanft abwehre. »Nein, das kann man doch nicht essen!«
Von Woche zu Woche ein Zurückfallen mehr in das infantile Stadium. Kindlich – alle Erfahrung ist abgetan, Gut und Böse existieren nicht mehr als Wertvorstellung, arglos ist sie geworden – dankbar für eine körperliche Zuwendung.
Ich streichle ihre Hände, streiche über ihr feines weißes Haar. Es tut ihr gut.
Ich gehe, winke ihr zu, sie nickt. Wenn ich heute aus ihrem Blick bin, hat sie mich vergessen. Mein Herz schlägt schmerzhaft. Ich bin voller Erbarmen. Sie klopft wieder. Müssen ihre Handkanten nicht wund werden?
Erst als sich die Schwingtür wieder hinter mir einpendelt, umfängt mich angenehm die kühle Stille des Treppenhauses.

Was ist geschehen zwischen dem 11.10.1984 und dem 26.2.1986? Warum habe ich keine Aufzeichnungen gemacht?
Es ist nicht meine Art, Erlebtes hinzunehmen und zu vergessen.
An diesem späten Morgen, der lange verschwommen hinter dem Fenster hängt, drängt es mich, in alten Tagebüchern nach dieser »verlorenen Zeit« zu suchen. Ich vertiefe mich

ungewollt in ein Reisetagebuch vom Herbst 1985, als wir am Ossiacher See waren, und finde folgende Eintragung:
...Nun ergab es sich in den letzten Wochen, daß unsere Mutter – sie ist jetzt 89 Jahre alt – total verfiel und ich erschreckende Stunden erlebte – niemand gab ihr mehr als noch drei Tage zu leben. Ich meinte, dieses Dahinsterben kaum ertragen zu können, hatte schlaflose Nächte und wünschte nichts sehnlicher, als daß sie nun erlöst würde, nun sterben würde, erwartete es jeden Morgen, stand in der Pflegestation an ihrem Bett und dachte, wenn sie wirklich tot sein wird, wird sie nicht anders aussehen als jetzt, sie wachte kaum auf, erkannte mich nicht, schlief meist tief.
In einem Brief an meinen Bruder schrieb ich über diese neuen Gedanken und auch über meine Furcht, dieses Schwanken zwischen der – menschlichen – Sorge und Verantwortung, zu ihr zu gehen, ihre Hand zu halten, ihr Gutes zu tun, und der Begegnung mit dem Sterben, im Nebenbett lag eine ganz moribunde Frau, schon wie tot, so empfand ich es – und über meine nächtlichen Visionen...

Hier stocke ich. Ich zwinge mich, zu erinnern. Diese geschriebenen Worte, die ich in entspannten Urlaubstagen für diese Zeit fand, sagen nicht alles. Was hat mich so verstört, das meine Beziehung zu Mutter so veränderte? Welches Bild verfolgt mich? Beschreibe es, sage ich mir, vielleicht hilft es dir.
Dieses Bild also kann ich nicht loswerden: wie ich Mutter fand, bei einem Besuch in ihrem kleinen Apartment.
In ihrem Bett lag sie quer, ungeordnet, ihr Gesicht war fahlweiß, ihre geschlossenen Augen lagen in tiefen schwarzen Höhlen, der Mund stand offen, und der Atem kam leicht schnarchend, unregelmäßig, in Pausen, gelegentlich von einem Schnappen unterbrochen, als verschlucke sie sich.
Der Pfleger schüttelte bekümmert den Kopf. »Es scheint zu Ende zu gehen. Wir haben den Arzt bestellt«, sagte er. »Ich werde Sie anrufen.«
Als ich am nächsten Tag wiederkam, wurde ich Zeuge einer unvergeßlichen Szene. Ich finde auch heute kaum noch

Worte, um es zu beschreiben: Mutter, von zwei Pflegern gestützt, stand neben ihrem Bett. Das erste Mal in meinem Leben sah ich meine Mutter nackt: diesen unförmig aufgetriebenen Leib, der weit über die Oberschenkel vorstand wie bei hungernden Kindern, die schlaffen Hängebrüste, die dünnen, nach außen gekrümmten Beine – ihr Haar stand wirr zerwühlt um ihren Kopf, und sie schrie, wehrte sich, ihre Hände krampften sich nun in meine Arme – und dieser Kot ringsum, auf dem Bett, an der Wand.
Es erschüttert mich heute noch, Monate danach, aber ich muß damit fertig werden. Ich weiß nicht, ob es nicht schamlos ist, so eine Szene auszubreiten, obwohl es eine Art Schlüsselerlebnis ist, es einen Wendepunkt markiert, das Trauma für mich ist.
Aber auch mit sorgsamstem Beschreiben werde ich nicht damit fertig. Aber wiederum: Es wäre Lüge, es zu verschweigen. Und auch das bleibt noch immer in mir: Diese kindliche, enge, kleinliche Furcht, sie so anzusehen, dabeizusein und damit ein Tabu zu verletzen.
Relikte meiner strengen Erziehung. Es gibt Dinge, so hieß es in meiner Kindheit, darüber spricht man nicht. Wie auch über Liebe, Sexualität und über Religion.
Es fällt mir schwer, mich aus diesem Teil der Vergangenheit zu reißen. Ganz ruhig versuche ich, mich an den weiteren Verlauf von Mutters Krankheit, ihre intensive Behandlung zu erinnern, mit deren Hilfe sie vor dem Tod bewahrt wurde.
Aber das ist ein weites Feld, ein weites Feld.

In meinen Aufzeichnungen aus dieser kleinen Erholungsreise im Jahr 1985 lese ich weiter:
...Als Antwort auf meinen Brief an meinen Bruder erreichte mich seine Nachricht, mit der er mir Trost zusprach, es als eine Prüfung auslegte für mein Gottverständnis. Er riet mir, diese Prüfung anzunehmen, meine Sorge in ›seine Hände‹ zu geben, mich aufgehoben zu fühlen, da ich doch gar nichts dazutun könne. Es würde geschehen, was geschehen soll.
Nach einer Woche, eine Krankheit hielt mich so lange vom

Besuch meiner Mutter ab, fand ich sie etwas erholt. Sie erkannte mich – vielleicht. Einen Schimmer von Erkennen glaubte ich in ihren Augen zu sehen. Wir wechselten wenige Worte. Sie war sehr dünn geworden, aber ihr Gesicht hatte wieder etwas Farbe. Sie erschien mir wie ein neuer Mensch. Zum Abschied hielt sie meine Hände fest und küßte sie.
Nun denke ich nach: Mein Bruder würde jetzt sagen: In deiner Not hat dir Gott geholfen. Du hast deine Sorgen in seine Hände gelegt, er hat dich erhört, er hat dich getröstet.
Oder: Pflege und Medizin haben Mutters alte Kräfte geweckt, die schon im Schwinden waren. Sie war nur krank. Es ist noch nicht Zeit für den Tod, den ich als Erlösung herbeigesehnt hatte. Soll ich so rationell denken?
Oder: Es war eine Prüfung meiner Fähigkeit, Leiden zu sehen und zu ertragen in der Gewißheit, daß ich nicht allein bin. Gott ist bei mir. Er hat geholfen. Hier, in der Ruhe eines abseits vom Fremdenverkehr gelegenen Hauses am See, habe ich Zeit zum Nachdenken...

So schließt sich mit Bruchstücken aus Erinnerungen und flüchtigen Notizen, mit einem Geflecht aus offenbleibenden Fragen und aus dem Abwägen zwischen notwendigem Handeln und dem Recht auf Leben diese Leere, die Zeit, die ich verdrängt habe, aber niemals vergessen werde.

5.3.1986

Tage sind vergangen, an denen ich Mutter nicht besucht habe. Und der bohrende Mahner in mir wird immer lauter. Ich habe immer, seit ihrer Verlegung in die Pflegestation im Juli '85, das gleiche Empfinden. Besuche ich sie nicht, habe ich ein schlechtes Gewissen. Und nach jedem Besuch bin ich deprimiert, voller Mitleid, bin ich traurig.

Als ich heute die Glastür zur Station aufschwinge, den Flur entlangblicke, sehe ich ihre Fußspitzen nicht, nicht die grauen Filzschuhe mit dem roten Besatz hinter dem Schrank hervorschauen.
Vielleicht schläft sie noch, denke ich. Auf Zehenspitzen gehe ich zu ihrem Zimmer, die Tür steht offen.
Noch im Türrahmen, sehe ich Mutter im Bett. Sie ist halb angezogen, eine Bluse trägt sie, die Bettdecke verbirgt ihre Beine. Sie hat sich etwas aufgerichtet, blickt mir entgegen mit großen, erschreckten Augen, ihr weißes Haar steht ab von ihrem Kopf, ist zerwühlt, sie streckt mir einen Arm entgegen, einen sehr dünnen, weißen, sehnigen Arm – ich trete näher, spreche sie an.
Aber nichts spiegelt sich in ihren Augen, kein Erkennen. Eher ist das ganze Gesicht starr, sie hustet tief aus der Lunge. Ihr Blick ist der eines verwundeten Tieres, etwas Kreatürliches liegt in dem Ausstrecken des Armes, die Geste gilt nicht mir, nicht mir als ihrer Tochter.
Ich gehe zurück zum Flur, suche eine Schwester. Sie steht nun mit mir am Bett. Jetzt gilt ihr – oder nur einfach dem Schemen eines Menschen ihr ausgestreckter Arm.
»Sie war sehr krank«, sagt die Schwester, »hatte Fieber. Aber an der Lunge ist nichts, hat der Arzt gesagt.«
Alle hier sind krank – die Grippe!
»Sie erkennt mich heute überhaupt nicht«, sage ich.
Die Schwester meint, das haben schon mehrere Besucher von ihren Angehörigen gesagt, die auch krank sind. Der Doktor meint, es sei ein ganz böser Virus, der sich im Kopf abspielt.
Die Dame im Nebenbett, mit der Mutter das Zimmer teilt, liegt in tiefem Fieberschlaf, feuchtes Haar, Schweißtropfen auf der Stirn.
Einen Blick werfe ich ins Nebenzimmer zu der sehr alten Frau S. Was ich sehe, scheint nur noch ein welkes Haut- und Knochenbündel zu sein, erbärmlich zusammengeschrumpft, halb unter der Decke, bewegungslos.
Ich gehe. Sehr langsam gehe ich die Treppe hinunter. Ich bin voller Mitleid – und ich schäme mich meiner Angst. Ich

hätte Mutter in die Arme nehmen müssen, sie streicheln, trösten, ihr gute Worte sagen müssen – ich war zu feig. Die Angst, mich anzustecken, ist größer.
Seit Tagen bin ich erst selbst von einem Grippe-Infekt wieder ganz genesen. Feige Angst. Der Gedanke, daß alle Bewohner des Altenheims, oder die meisten von ihnen, von einer Grippewelle erfaßt worden sind, die seit Wochen auch in der Stadt grassiert, er macht mich egoistisch.
Vergeblich sage ich mir, sie erkennt dich ja gar nicht. Ich bin nur ein Mensch für sie. Ja, das werfe ich mir vor. Einen Menschen braucht sie, gleich wer es ist, die menschliche Zuwendung ist das einzige, was sie braucht und dankbar empfindet.
Auf meinem Heimweg treffe ich einen Bekannten, der sich nach dem Befinden meiner Mutter erkundigt. Nach meinem kurzen Bericht sagt er lakonisch: Das ist halt die Grippewelle – die räumt dort oben aus!!

19.3.1986

Um Abstand zu gewinnen ist es gut, nachzudenken über Erlebtes. Nicht fliehen, sage ich mir, nichts verdrängen. Am besten gelingt es mir, wenn ich darüber schreibe.
Ich bin heute wieder voller Widerstreben zu Fuß in das 4. Obergeschoß gegangen. Es läßt mir Zeit, mich auf die Begegnung mit Mutter vorzubereiten.
Als ich die Schwingtür öffne, höre ich schon ihr Klopfen, ehe ich ihre Schuhspitzen sehen kann. Was für ein hartes Klopfen!
Ich sehe sie nun in ihrem Stuhl sitzen, sie streckt mir eine Hand entgegen, das tut sie immer. So fordert sie Aufmerksamkeit von jedem Menschen, der vorübergeht, der bei ihr stehenbleibt.
Ich ergreife ihre Hand, sie nickt. Nichts in ihren Augen rührt sich, nichts in ihrem Gesicht. Sie ist blaß, die Wangen sind

eingefallen. Die senkrechte Doppelfalte zwischen ihren Brauen ist tiefer geworden. Ich entdecke Wangenfalten, die ich noch nie zuvor gesehen habe. Unter den Augen dunkle Ringe. Die Grippeerkrankung. Das Fieber hat seine Spuren hinterlassen.

Ich setze mich neben sie, frage, wie geht es dir?

Sie nickt ein wenig, unverständliche Worte, nur Laute stößt sie aus, nein, sie murmelt, kaum den Mund geöffnet, die Zahnprothese scheint zu stören, ist wie zu groß.

»Geht es dir gut?« frage ich. Sie schaut mich an, ohne Erkennen. Ich streichle ihre Hände, halte sie fest. Sie befreit sich, klopft mit einer Hand auf den Tisch, dann mit der anderen, nun mit der Handkante, sie klatscht in die Hände, schaut mich ohne Regung an, als ich sage: »Nicht!« Sehr lieb sage ich es, beruhigend.

»Nicht«, sagt sie und schüttelt den Kopf, gehorsam, wie ein ertapptes Kind.

Nun versuche ich unser altes Spiel: Meine Hand auf den Tisch, ihre Hand auf meine, meine Hand obenauf – aber sie schaut mich verständnislos an. Endlich legt sie ihre Hand darüber. Nur zweimal gelingt das alte Spiel. Aber es scheinen nur ihre Hände diese vertraute Bewegung zu erkennen, und nur ganz flüchtig, ihre Augen, ihr Gesichtsausdruck bleiben starr.

Nun klopft sie wieder. Mit der rechten Hand, flach, Stück für Stück klopft sie die Tischplatte, dann mit beiden Händen, ihre Augen verfolgen die Bewegung ihrer Hände.

Ich halte eine Hand fest, die linke, sie schaut auf, während die rechte unentwegt die Tischplatte abklopft, nun kommt ihre Rechte an meine Hand, die ihre Linke festhält, und so, als ob meine Hand auch nur ein Stück der Tischplatte wäre, schlägt sie mit ihrer Rechten auf meine Hand, sehr hart.

»Au!« rufe ich, »das tut weh.«

Ich bin erschrocken. Was für eine Kraft sie in sich hat!

»Ich habe dir etwas mitgebracht, Mutter«, sage ich. Keine Antwort. Ich lege ein kleines Stück Schokolade auf den Tisch. Sie schaut mich an, ohne Erkennen.

»Schokolade«, sage ich.

»... lade«, kann ich aus den unverständlichen Lauten heraushören. »Das kann man essen«, sage ich. Ich hebe es auf, rühre damit an ihre erhobene Hand. Nichts. Ihre Finger greifen nicht zu. Ich schließe ihre Finger um das kleine Stück. Nun führt sie es zum Mund, ißt es, unbeholfen, der Mund ist verschmiert, ich wische ihn mit einer Serviette ab.
Nun nickt sie, kaum verständlich sagt sie: »Schmeckt gut!«
Ein zweites Stück nimmt sie in gleicher Weise, als ob sie die kleine Szene schon vergessen hätte, sie verschluckt sich, ein Hustenreiz schüttelt sie.
Ich laufe ins Badezimmer, finde keinen Becher, um ihr Wasser zu bringen, keine Schwester ist in Sicht, kein Pfleger, nur ein alter Mann auf einem Stuhl, der den Kopf mit geschlossenen Augen nach hinten hält, er merkt nichts um sich, streicht nur mit der linken Hand die Kehle, unentwegt, als schmerze ihn dort etwas.
Mutter hat sich beruhigt. Hat mich vergessen. Sie klopft nun wieder mit der rechten und der linken Hand abwechselnd die Tischplatte, als müsse sie jeden Zentimeter ausmessen. Ihr Kopf ist ihren Händen zugeneigt, er verfolgt jede Bewegung ihrer Hände mit einer Intensität, als wären ihre Hände fremde Wesen, die vor ihr hin und her liefen.
Sie hat mich vergessen. Ich gehe. Morgen komme ich wieder, sage ich. Ich winke, sie hebt eine Hand, winkt, ohne daß sich in ihrem Gesicht eine Zustimmung abspielt, kein Wunsch, kein Bedauern.
Nach zwei, drei Schritten wende ich mich ab. Sie könnte mich noch sehen, wenn sie wollte. Aber sie klopft, klopft, klopft, als hätte sie eine unendliche Arbeit zu vollbringen.
Schon beim Abschreiben und noch mehr beim neuerlichen Überlesen der letzten Seiten wächst eine Unruhe in mir, ein verzweifeltes Abwehren.
Es ist quälend, das alles zu lesen. Es ist unmenschlich, es überhaupt zu beschreiben, denke ich. Wie konnte ich mir jemals vorstellen, daß das Schreiben über diese erschütternde Veränderung meiner Mutter mich beruhigen könnte?
Noch immer wächst mein Schmerz. Manchmal schiebe ich

ihn weg. Manchmal beschwichtige ich ihn mit angelesenen Tröstungen. Oft genug rebelliere ich: Warum das alles, warum??

21.3.1986

Und doch: Seit ich über meine Mutter schreibe, scheint sich mein Verhältnis zu ihr zu ändern.
Ich mache seitenlange Notizen über die letzten Jahre meiner Mutter, und dabei fallen mir tausend Dinge ein, Erlebnisse, Augenblicke.
Zuerst nur Mutter und ich. Dann, während ich alles zusammensuche wie die Splitter einer zersprungenen Form, steht ihr ganzes Leben vor mir auf, das meines Vaters, ihrer Ehe, das meiner Geschwister, die Großfamilie. Ich habe Tore geöffnet, kann mich der Erinnerung nicht erwehren, es überflutet mich.
Seltsam, jetzt habe ich keine Scheu mehr, über die Familie zu schreiben. Aber – wohin soll das führen?
Es ist ja nicht mehr nur das langsame Schwächerwerden meiner Mutter, das mich bewegt. Es ist das Eintauchen in den letzten Rest ihres Lebens mit dem Versuch, hinter die stumpf gewordenen Spiegel ihrer Augen zu blicken.
Plötzlich wird mir bewußt: Sie ist die Urgroßmutter, die Urahne. Sie wird gehen. Und sie wird die Erinnerung an ihr gelebtes Leben mitnehmen. Noch bin ich ihr nahe. Der Gedanke macht mich fast atemlos. Was weiß ich wirklich von ihr? Ich hätte früher anfangen müssen mit dem Schreiben. Denn nun kann ich Mutter nicht mehr fragen: Wie war das damals?
Aber müßig ist es, mir jetzt Vorwürfe zu machen. Nur noch aus meiner Sicht kann ich alles festhalten. Aufs neue begreife ich das Natürliche, das Unabänderliche des Menschenlebens: den Tod.
Mutter ist der letzte Zeuge ihrer Generation in unserer Fa-

milie. Und schwer fällt dieses Wissen auf mich: Ich selbst trete nach ihrem Tod in die letzte Reihe.
Wirklich fühle ich mich wie getrieben, möchte alle Verpflichtungen lassen, um mich meiner Mutter widmen zu können, den Besuchen bei ihr, dem Nachdenken, dem Schreiben.
Heute hatte ich ein Gespräch mit Schwester Olga, die Mutter lange in ihrem kleinen Apartment betreut hat. Sie muß meine Unruhe gespürt haben.
»Seien Sie ganz ruhig«, sagte sie zu mir, »es reift alles, auch der Tod. Es ist ein Abgleiten, ein Ablösen – noch einige Monate vielleicht...«
Sie wehrte sich selbst ab, als hätte sie mir eben mit dieser Zeitbestimmung weh getan: »Niemand weiß es, wie lange noch, es hat seine Zeit. Es ist schwer, ja, aber sie hat keine Schmerzen. Ihre Mutter erkennt Sie nicht mehr, das ist wohl das schmerzlichste – wenn der Kontakt abgerissen ist. Aber – dann ist der Tod nicht mehr der große Verlust.«
Ich mag diese liebe alte Schwester, die vierzig Jahre im Dienst ist, die Menschen kennt und hier nur Menschen sterben sieht, ihnen das Ablösen leichter macht. Es ist gut und tröstlich, mit ihr zu sprechen.
Ich hoffe, daß meine Sicherheit zunimmt. Abstand zu Mutter zu gewinnen, das will ich versuchen. Sie sehen, wie sie ist – und wie sie wird.

25.3.1986

Zuerst erblicke ich ihre übereinandergeschlagenen Füße in den grauen Filzschuhen. Eine Schwester räumt das Kaffeegeschirr ab, sie hockt sich nieder, ganz nahe an Mutters Gesicht, sie streichelt deren Wange und sagt: »Na, Liebchen, Gute?« Mutter nickt, sagt: »Gute.«
Ich lege eine rote Rose auf Mutters kleinen Tisch. Sie macht große Augen, nimmt sie auf, führt sie zum Mund, berührt

die Blüte mit den Lippen. Ich bin nicht sicher, ob sie an der Rose riechen möchte und nur zu tief kommt oder ob sie, wie ein Kleinkind, den Kontakt mit dem Mund sucht. Ich wehre es sanft ab, als sie es wieder und wieder tut und die Lippen dabei öffnet.
»Das ist eine Rose«, sage ich. Erst nach mehrfacher Wiederholung nickt sie, spricht es aber nicht nach.
Nun beginnt sie mit ihrer rechten Hand zu klopfen, aber leise, wenig. Plötzlich nimmt sie meine Hand, die auf dem Tisch liegt und streichelt sie. Ich streiche über Mutters Schulter, ihre Wange, ihren Nacken. Nichts regt sich in ihren Augen. Ich sage: »Du bist doch meine Mutter!« Wiederhole es. Sie nickt und sagt ohne Ausdruck: »Na, das ist ja gut!«
Nun nimmt sie die Rose auf, sieht sie an und sagt: »Wunderbar!« und sie nickt. Aber ihr Gesicht bleibt starr. Mit den Fingerspitzen faßt sie nun die Rose, die kurzstielig ist, stellt sie auf den Tisch und führt den Stiel tappend und sorgfältig am erhöhten Rand des Tisches entlang, tapp-tapp-tapp, es ist eine große Arbeit, die sie aufmerksam verfolgt.
Jetzt sieht Mutter auf, nickt mir ernsthaft zu, weiter geht es, tapp-tapp und wieder von vorn.
Zum Abschied winkt sie mir mit der Linken, und als ich mich abwende, hat sie mich vergessen. Die Rose in ihrer rechten Hand marschiert wieder mit winzigen Schritten von rechts nach links nach rechts.

Heute abend, in der Stunde meines Nachdenkens, erinnere ich die Hände meiner Mutter: erstaunlich zartgliedrig, kaum zuvor habe ich sie so intensiv betrachtet.
Als ich Kind war, sah ich sie so: fest, zupackend, kräftig, die Nägel sehr kurz, nicht gepflegt, oft zersplittert. Heute erkenne ich den Grund: Wir hatten keine Hilfe im Haushalt, Mutter schaffte es allein. Drei Kinder waren zu versorgen, mein Vater war anspruchsvoll, ›nie eine Hand im Haushalt gerührt‹, so nannte es meine Mutter – es gab in der Wohnung nur zwei Öfen, die mit Kohle geheizt wurden, auch in der Küche stand nur ein Kohleherd, Kohlenschleppen aus dem Keller viele Treppen hinauf in die 4. Etage, Asche hinunter-

tragen bis in den Hof, ja, die Aschengrube, ich erinnere mich, und die Holzdielen der Wohnung wurden noch gebohnert, und die große Wäsche im Waschhaus, mit eigenen Händen hat Mutter sie bearbeitet. Da gab es keine Waschmaschine, die »große Wäsche« erstreckte sich über drei Tage.
Was fällt mir da alles ein: das Anheizen des Wäschekessels, Vorwaschen, Kochen der Wäsche, Spülen, Bleichen auf der Wiese, Wringen, Aufhängen, Mangeln, Bügeln – die Liste ließe sich fortsetzen. Und als Kind habe ich nicht darüber nachgedacht.
Nun sind ihre Finger dünn, erstaunlich lang finde ich sie, sie haben schmale Nägel, die aber zum Teil abgesplittert sind oder abgenutzt: Ach ja, ihre Arbeit ist nun das stundenlange Klopfen und Scharren auf dem Tisch.
Erst jetzt bei meinen Besuchen habe ich Muße, das Gesicht meiner Mutter zu betrachten. Es scheint sie nicht zu stören, wenn ich sie wortlos ansehe, sie erwidert meinen Blick nicht. Ob ihr Sehvermögen so nachgelassen hat, daß sie nur noch Schemen wahrnimmt? Das würde auch ihre Unsicherheit beim Zufassen erklären, auch, daß sie nicht sofort bemerkt, wenn ich etwas vor sie hinlege, Gebäck oder eine Blume. Oder – vielleicht ist es eine Art Schwäche ihrer Gesichtsmuskulatur, die es ihr nicht mehr möglich macht, etwas auszudrücken, was sie bewegt?
Ich kann sie also ruhig betrachten: Es ist ein fein geformtes Antlitz, leicht erhöhte Wangenknochen machen es plastisch, sie hat eine sehr kleine und schmale, gerade Nase, einen kleinen, schmallippigen Mund. Ihr Haar: schlohweiß, schön, lang bis in den Nacken. Schon lange keine künstlichen Locken mehr. Es fällt leicht und trocken, beim Kämmen legt es sich wie von selbst in anmutige Form. Es umrahmt ihr Gesicht wundervoll.
Seit ich über meine Mutter schreibe, bin ich ihr näher als je zuvor, bin ein intensiver Beobachter geworden. Aber zugleich hat das mein Verständnis für sie, für ihr Leben verstärkt, meine Anteilnahme, nein, nie werde ich zum kalten, kritischen Zuschauer werden.

29.3.1986

Ich habe ihr Schneeglöckchen mitgebracht, lege sie auf ihren kleinen Tisch. Mutter schaut hin, blickt mich an. Ich hebe die Blüten auf, schwenke sie leicht, sie nickt. Ich gebe sie ihr in die Hand.
»Schneeglöckchen«, sage ich. Sie nickt.
»Wunderschön«, sagt sie. Sie hält die Blüten nach unten, schwenkt sie, ein Spielzeug ist es für sie, etwas, das sich bewegen läßt.
»Es ist Ostern«, sage ich.
»Ostern«, sagt sie. Sie spricht alles im gleichen Tonfall nach, sie wiederholt Worte, die ich ihr eindringlich vorsage, wie ein Kind, das eben sprechen lernt.
Nun packe ich einen sehr kleinen Becher Joghurt aus, einen ›Zwergenjoghurt‹, wie ihn Kinder mögen. Mit einem abgerundeten Plastiklöffelchen füttere ich Mutter.
Gehorsam öffnet sie den Mund, artig schluckt sie. Ihr Gesicht verzieht sich, zwei Querfalten erscheinen auf der Stirn über den beiden Längsfalten zwischen den Brauen: Ein Säugling reagiert so, wenn er erstmals eine Nahrung bekommt, die nicht süß ist. Aber sie protestiert nicht gegen den leichten Fruchtgeschmack, brav ißt sie das Töpfchen leer.
Als ich mich verabschiede, gefällt ihr meine rote Jacke. »Schön«, sagt sie und nickt mir zu. Sie winkt mir, ihr weißes Haar liegt locker um ihren Kopf, ihre Augen sind dunkel umschattet, die Hautfarbe ist blaß, gelblich, fast ein wenig ins Bräunliche gehend. Ihre Lippen sind noch schmaler geworden.
Der Pfleger sagt: »Sie hat sich gut erholt nach der Grippe. Sie hat es hier von allen am besten gepackt. Wir mußten sie fast drei Wochen lang füttern. Aber jetzt geht es immer besser.«

5.4.1986

Heute hat Mutter eine Mandarine selbst geschickt geschält, die Scheiben getrennt, schnell gegessen.

18.4.1986

War das ein Erlebnis nur für uns drei? Ob Mutter etwas begriffen hat von unserer Freude?
»Das ist ein schönes Mädchen«, sagt sie zu ihrem Urenkelchen Anja.
»Sie sind heute aus England zu Besuch gekommen«, sage ich, »meine Tochter und die Tochter unserer Tochter«, ich sage es spaßhaft, erkenne sofort, daß Mutter überhaupt nichts versteht.
Anja hält ihr einen Riegel Schokolade hin. »Das ist für dich, Uromi!« Sie sagt es liebevoll und schaut ihre Uromi an, als sei sie erwachsen und die Uromi sei ein Kind.
»Warum klopft sie mit der Hand auf den Tisch?« fragt Anja mich.
»Warum gibt man ihr nicht etwas zum Spielen, damit sie ihre Hände beschäftigen kann?« wendet sich meine Tochter mir zu.
»Sie ist nicht mehr imstande, sich ein Spiel auszudenken«, sage ich, »etwa Bausteine aufzusetzen oder so. Es fehlt ihr das logische Denken, etwa Tun und Folge – oder die Wiederholung.«
Zu einem Pfleger, der uns begrüßt, sagte meine Tochter: »Sie erleben hier gerade vier Generationen unserer Familie!«
Es klingt stolz, voller Freude. Und sie sagt mir beim Weggehen: »Ich denke, das ist ein unvergeßlicher, historischer Augenblick gewesen – Urahne, Großmutter, Mutter und Kind!«

Und Anja sagt: »Die Uromi ist jetzt ein Baby, sie versteht nichts mehr.«
Ihre Stimme klingt fröhlich und liebevoll.
Meine Befürchtung, der Anblick der Greisin würde das Kind erschrecken, war unbegründet.

Anfang Mai

So leicht und vergnügt bin ich durch den Park zum Altenzentrum gegangen, daß ich mich fast ›zur Ordnung‹ rufen muß, innerlich, als ich an der Pforte vorbeigehe. Irgendwie erscheint es mir unpassend, so heiter zu sein beim Anblick der alten Frauen und Männer, die sich dort in den behaglichen Sitzgruppen aufhalten, schweigend, mit großen Augen den Besuchern entgegensehen.
Im Treppenhaus laufe ich geschwind, zähle Stufen und Schritte, bin beschwingt ohne Grund.
»Das ist schön, daß du kommst, ach, ich freue mich!« Unerwartet wach und heiter begrüßt mich meine Mutter so. Bewußt und ganz liebevoll schaut sie mich an, sie streichelt meinen bloßen Arm: »So weich«, sagt sie, »so zart!«
Es ist, als seien mit einem Mal alle Schatten vertrieben, alle Ängste verjagt.
Die Erdbeeren schmecken ihr gut. In einem bunten Magazin, das ich ihr vorlege, versucht sie, die Überschriften zu lesen, sie betrachtet die Fotos, nennt die Farben der Kleider.
»Du hast bald Geburtstag, Mutti«, sage ich.
»Ja«, sagt sie, »am 15. Juni. Das wird aber gefeiert, ganz groß!«
»Du wirst 90 Jahre alt!« sage ich.
»Was?« ruft sie, »neunzig Jahre – das weiß ich doch gar nicht!«
Der Pfleger war bei uns stehengeblieben, nun lachen wir alle zusammen herzlich.

Er hockt sich vor Mutter nieder. Sie haben ein kleines vertrautes Gespräch miteinander: »– und gestern waren wir zusammen in der Sonne, im Garten, wir haben Blumen angesehen«, sagt er.
»Ja«, antwortet Mutter. Aber der Sinn seiner Worte scheint ihr nicht mehr aufzugehen. Als ob ihre Fähigkeit zu verstehen nun erschöpft sei, kommen ihre Antworten nun ohne Bezug. »Das kann man machen«, sagt sie, »freilich, jaja, –«.
Als der Pfleger aufsteht, um zu gehen, sagt sie: »Elegant, immer elegant!« und meint seine weiße Kleidung. »Ja«, sagt der Pfleger, »das sieht sie gern. Überhaupt, was für Farben da sind, das sieht sie alles und freut sich.«
Ich lasse Mutter nun Zeit, schaue sie an. »Du bist meine liebe Mutter«, sage ich.
»So«, sagt sie, »na so was!«
»Ich bin deine Tochter!«
»So«, erwidert sie, macht große Augen. »Na, das kann vorkommen!« sagt sie.
Nun lachen wir beide laut und herzlich, der alte Herr am Tisch dreht sich uns empört zu.
Sie winkt mir, als ich gehe.
Wie beschenkt bin ich durch das Treppenhaus gegangen. Es geht ihr jeden Tag besser, denke ich. Oder trägt das Hochdruckwetter dazu bei? Eine Last ist von mir abgefallen. Es geht aufwärts, sie wird gesund werden.
Nachdenken: Mutter ist jetzt so auf den Pfleger fixiert. Ich könnte fast ein wenig eifersüchtig sein. Auch eine Art Schuldbewußtsein will in mir aufkommen. Ich besuche Mutter jede Woche einmal – gelegentlich zweimal –, es ist zu wenig für sie, um mich als vertraut empfinden zu können.
Der Pfleger dagegen ist fast täglich um sie, er scheint Mutter gern zu betreuen, weil sie immer heiter ist, dankbar, und weil sie gern lacht.
Obwohl ihr Geist kaum noch auffaßt, klingt ihr Lachen jung, irgendwie frisch oder gar glücklich, vernünftig oder angemessen, nicht krank, nicht irr und wirr.
Was für ein seltsamer Abbau von Geist, Körper, Empfin-

den. Teilweise wie fort alle Erinnerungen – aber ihr Empfinden für Liebe, Zuwendung, für Zärtlichkeit ist wach, sie genießt es. Heute hat sie meine Hände genau angeschaut, auch meine Zähne, mein Haar; meine Kleidung hat ihr gefallen. Ich bin sehr froh heute.

7. Mai 1986

Achtmal acht Stufen, zwischen den Treppen vier Schritte bis zum nächsten Absatz. Ich zähle mechanisch, niemand begegnet mir, alles ist still im Haus.
Kein Klopfen höre ich, als ich vor der gläsernen Schwingtür stehe, deren Scheiben nicht durchsichtig sind. Nun sehe ich Mutters Füße hinter dem Wandvorsprung. Als sie mich erblickt, ich vor ihr stehe, streckt sie den Arm aus, sie lacht, freut sich sehr.
»Ursel«, sagt sie, »da freue ich mich aber!«
Ihre Augen sind klar, sie lacht sehr fröhlich und laut. Ich bin ganz glücklich. Es ist das erste Mal seit Monaten, daß sie mich spontan erkennt, meinen Namen sagt.
»Ich habe dir etwas mitgebracht«, sage ich.
Aber ehe ich die bunten Zeitschriften ausgepackt habe, sagt sie: »Ach, Schokolade!« Also erinnert sie sich, daß ich ihr stets einige Stückchen Schokolade gegeben habe. Die Zeitungen nimmt sie sofort, liest, wenn auch unvollständig, eine großgedruckte Überschrift, freut sich an den bunten Bildern. Immer wieder nimmt sie meine Hand, streichelt sie, sagt: »Das ist schön, daß du kommst, so ist man doch nicht so allein!«
Ich bin erstaunt. Ihr Geist ist klarer als je zuvor. Im Gesicht sieht sie schmaler aus. Sie hat wieder Ringe unter den Augen. Ihre Kleidung ist gepflegt. Sie zeigt mir, daß sie einen Zahn verloren hat, sie lacht darüber.
Der Pfleger, den ich nach ihrem Befinden frage, sagt: »Es geht ihr soweit gut, sie hat sich erstaunlich erholt. Nur ein

kleines Problem haben wir – sie zerreißt jede Nacht ihr Nachthemd. Was soll ich nur machen?«
Ich frage, ob sie in der Station nicht sogenannte Operationshemden haben, die im Rücken geschlossen werden.
Er meint: »Wir haben es auch damit versucht, aber es nützt nichts. Jetzt versuchen wir es mit langen Unterhemden oder T-Shirts.«
Ich sage: »Sie klopft nicht mehr.«
»Nein«, sagt er, »aber nur zeitweise, es wechselt. Wir hatten es mal mit Beruhigungstabletten versucht, aber das dämpft sie so sehr, daß sie nichts mehr essen will. Jetzt bekommt sie nichts mehr, überhaupt keine Medikamente.«
Mutter verabschiedet mich fröhlich mit Winken und Küßchen in die Luft. »Ja«, sagt sie, »komm bald wieder!«
Gestern habe ich ein sehr langes, hochgeschlossenes T-Shirt aus Baumwolle erstanden, weiß, fast ein Nachthemd. Es ist eine Art Reklamehemd. Aufschrift: MAGIRUS DEUTZ. Ich stelle mir die kleine Omi in dem Hemd vor und den Spaß, den die jungen Pfleger mit ihr haben werden. Es ist gut so, sie lacht ja so gern.

12.6.1986

Mein Bruder und seine Frau sind aus Stuttgart gekommen, um Mutter wenige Tage vor ihrem Geburtstag zu besuchen. Ich hatte den Pfleger gebeten, Mutter statt auf dem Flur für diesen Nachmittag in den schönen Aufenthaltsraum der Pflegestation zu setzen.
Wir finden sie dort allein, sehr schön angezogen und gepflegt. Bei meinem Anblick wird sie ganz lebhaft, begrüßt mich, umarmt mich, will mich küssen, sie lacht und spricht ohne Pause. Noch nie seit einem Jahr hat sie soviel gesprochen. Auf fast erschreckende Weise ist sie aufgeregt, sie gestikuliert unentwegt: In Worten, halben Sätzen, die kaum miteinander Bezug haben, will sie uns etwas erzählen.

Vom Geld spricht sie, daß sie gestohlen haben soll, sie sei verdächtigt worden, entnehme ich den aufgeregten Worten.
»Plötzlich standen zwei Frauen in meinem Zimmer«, sagt sie, »die kenne ich nicht, und ich habe doch nichts gemacht – nur ein bißchen an die Wand gemalt –.«
Es sind nur Bruchstücke. Wir können uns den Zusammenhang nicht erklären. Völlig durcheinander ist sie, spricht auch Unverständliches, sie hat rote Flecken im Gesicht vor Aufregung, ihre Hände und bloßen Arme sind sehr warm.
Es gelingt uns nicht, ihr klarzumachen, daß das ihr Sohn ist, der sie besucht.
»Das ist mein lieber Schwager«, sagt sie, »das ist mein Onkel.«
Scherzhaft gehen wir darauf ein. Ich sage: »– oder ist das Arno, dein Mann, mein Vater?«
Da lacht sie lauthals und meint: »Nein, das ist nicht Arno, der war vornehmer!«
Wir lachen mit ihr, können uns die Erklärung denken: Mein Vater trug stets ein weißes Hemd und immer eine Krawatte. Und mein Bruder trug heute ein offenes Sporthemd und eine braune Lederjacke.
Trotz allem Spaß begreifen wir nun, daß ihr hektisches Sprechen und Lachen eine Ursache haben muß. Sie ist sehr unruhig, kann sich überhaupt nicht stillhalten: Das erste Mal seit Monaten sitzt Mutter nicht auf ihrem ›angestammten Platz‹ im Flur, sondern im ihr nun fremden Tagesraum. Sie hat das als Strafe für irgend etwas empfunden, und sie fühlt sich unrecht behandelt.
Ob ihre völlig neue, lebhafte, wenn auch unkoordinierte Sprechweise nur aus der Angst zu erklären ist, der Fremdheit im Raum, der Veränderung? Es scheint so zu sein. Jede kleine Unregelmäßigkeit im täglichen Ablauf ist für sie ein Trauma. Sie begreift es nicht mehr, ist wie ins Uferlose geworfen, wenn die gewohnten Dinge ringsum, die gewohnten Gesichter ihr weggenommen werden.
Ihre große Freude über unseren Besuch löst eher Mitleid in uns aus. Sie ist erschreckt, verunsichert und völlig desorientiert, sie findet sich nicht mehr zurecht.

Ich überlege mir, ob ich sie an ihrem 90. Geburtstag, der am kommenden Samstag sein wird, nicht lieber auf ihrem Sitzplatz im Flur lassen sollte – wir könnten sie dann besser mit uns in den Tagesraum nehmen. Vielleicht sind auch drei Besucher schon zuviel für sie.

15.6.1986

Mutters 90. Geburtstag. Ein brütendheißer Tag war das.
Wir fanden Mutter im Tagesraum ihrer Station. Vor ihr auf dem großen Tisch standen Blumen, Kuchen, Kaffeegedecke.
Wenn unsere Mutter – ich zögere, es so zu beschreiben, wenn unsere Mutter ihrer Sinne mächtig gewesen wäre, oder soll ich schreiben: bei vollem Verstand gewesen wäre – an meinem Zögern erkenne ich, daß ich ratlos bin, wie soll ich ihren Zustand nennen – altersmäßiger Abbau? Nachlassen ihrer Kräfte? –
Wenn unsere Mutter es hätte verstehen können, so hätten wir diesen 90. Geburtstag festlich begangen. Im großen Familienkreis daheim. Oder – wenn sie es sich gewünscht hätte, und da bin ich sicher, schwärmt sie doch heute noch vom Fest ihrer Goldenen Hochzeit – wir hätten wie damals »im feinsten Hotel« gefeiert.
Wenn unsere Mutter imstande gewesen wäre, es zu begreifen, so hätte sie heute ihre zu Ehren ihres Geburtstags erschienenen Fotos in der Zeitung betrachtet: eines, wie sie als schöne Braut neben ihrem Mann steht, und eines zu diesem Festtag »im besten Kleid«. Sie hätte heute gerührt und sehr stolz die Glückwünsche des Bürgermeisters entgegengenommen oder die eines seiner Vertreter; sie hätte die großformatigen amtlichen Schreiben studiert, die man ihr überreicht hätte. Namens der Hessischen Landesregierung spreche ich Frau Martha Krüger zur Vollendung des 90. Lebensjahres die herzlichsten Glückwünsche aus – so hätte sie

es feierlich vorgelesen, und alles Amtliche, mit Wappen und Siegel, hätte sie stolz gemacht und sehr glücklich, und viele Geschenke hätte sie bestaunen können.
Bei aller Freude, Mutter heute zu sehen, war ich doch traurig. Traurig ihretwegen? Sie versteht doch nichts. Traurig also nur meinetwegen?
Es hätte ein so schönes Familienfest sein können.
Was bleibt von diesem 90. Geburtstag? Letzten Endes doch: Freude und Dankbarkeit.
Schön sah sie aus. Gepflegt, rosig.
»Nanu«, ruft sie, als wir eintreten, »wo kommen Sie denn her?«
»Wir gratulieren dir zum Geburtstag, Mutti!«
»Geburtstag?« fragt sie. »Na, dann gratuliere ich euch auch!«
Es gelingt uns nicht, ihr klarzumachen, daß sie es ist, der die Glückwünsche gelten. Jedesmal bei dem Wort Geburtstag reichte sie einem von uns die Hand und sagte: »Da gratuliere ich dir auch!«
So geht es heiter zu zwischen Frage, Nichtverstehen, Erklären und Spaßhaben.
Es ist eine vergnügte Stunde. Sicher ein seltenes, herzliches, lautes Lachen in dieser Sterbestation. Eine Stunde ohne Arg ist es, ohne Schadenfreude, ohne Bedauern, ohne Zurückhaltung. Geburtstag. Davon weiß sie nichts. Sie bewundert meine blaue Bluse, meinen bunten Rock. Schließlich tragen die beiden Männer sie mitsamt ihrem Stuhl, ihrem Lachen, ihrem erstaunten Protest wieder zurück zu ihrem ›angestammten Platz‹ im Flur.

12. 7. 1986

Ich habe ein schlechtes Gewissen. Vor fast einem Monat, an ihrem 90. Geburtstag, habe ich meine Mutter das letzte Mal besucht.

Achtundzwanzig Tage. Ausgefüllt bis in die Nacht und gelegentlich bis an den Rand meiner Erschöpfung durch unseren Umzug in ein anderes Haus. Für mich sind die Tage verflogen.
Was aber bedeuten 28 Tage im Leben einer 90jährigen Frau? Immer kostbarer wird jeder Tag, wiegt schwerer, frißt am Leben, verringert die Spanne bis zum Tod.
Anfangs habe ich überhaupt nicht an meine Mutter gedacht. Zuviel Neues stürmte auf mich ein: neue Umgebung, ein neues Wohngefühl, auch das notwendige Aussondern von Dingen, das Trennenmüssen von vertrauten Gegenständen zehrt irgendwie am Empfinden. Das Einrichten, das langsame Gewöhnen, Suchen nach Dingen, die aus der Ordnung gewandert sind, das Geduldspiel der gegenseitigen Übereinstimmung beim Einräumen, im Geschmack der Anordnung, vieles trägt bei zum Nervöswerden. Noch nicht vergessen sind gelegentliche grundlose Heftigkeiten, auch eine gewisse Labilität zwischen Trauer, ein ›Gehäuse‹ verlassen zu haben, das sich angepaßt hat in rund einem Dutzend Jahren – oder besser, dem ich mich eingefügt hatte, dem ich eingewohnt war wie eine Schnecke in ihrem Haus und das mitgewachsen ist und eines Tages leer zurückbleibt – alles das hat mich völlig beansprucht. Wir haben einen neuen Anfang gewagt.
Aber der Gedanke an unseren Auszug-Umzug berührt mich mehr als vor vielen Jahren: Wie muß es meiner Mutter zumute gewesen sein, als sie ihre gemeinsame Wohnung auf unser Drängen aufgeben mußte nach dem Tod meines Vaters?
Fünfunddreißig Jahre lang hat sie mit ihm zusammen in dieser kleinen Wohung gelebt – ihrem wirklichen ›Zuhause‹ nach der Vertreibung meiner Eltern, nach bösem Lagerleben, nach unwürdigem Dasein in einem einzigen Mansardenzimmer im Hause einer fremden Familie, als Flüchtlinge nur geduldet in einem Durchgangszimmer, dort nach ihrer Ankunft in Hessen, in der kleinen Gemeinde.
Mutter hat sich gewehrt. Sie wollte nicht weg, aus dieser ›richtigen Wohnung‹. Aber sie hatte nicht mehr die Kraft,

das Hauswesen zu besorgen, den Pflichten nachzukommen, die den Mietern des Sechs-Parteien-Hauses auferlegt waren. Sie hat geweint, wollte ihre Schwäche nicht wahrhaben, aber wir hielten es für ›fürsorglich‹, für weitblickend in ihrem hohen Alter.
81 Jahre alt war sie, als ihr der Mann wegstarb. Wie hat es Mutter verkraftet, in diesem Alter neu anzufangen? So jung ich damals war und dachte, erschien mir ein Wohnungswechsel für sie als selbstverständlich. Es muß ein Berg für sie gewesen sein, den sie zu überwinden hatte! Und heute erst, rückblickend, kommt mir zu Bewußtsein, daß damit der Verfall ihres Gedächtnisses begonnen hat.
Muß ich, nach drei Wochen in unserem neuen Haus, nicht noch oft genug überlegen, wo die Dinge nun zu finden sind? Muß ich denn nicht die neuen Wege im Haus noch suchen? Kommen mir nicht die alten, gewohnten Handgriffe in den Sinn – die ich nun ins Leere tue? Ich muß überlegen, suchen – finde endlich.
Wir hatten Mutter die neue moderne Wohnung gut und behaglich eingerichtet. Aber erst jetzt begann ihre große Vergeßlichkeit, ihre Angst vor dem Leben allein. Sie war nicht mehr fähig, Wurzeln zu schlagen, ja, so ist es.
Ihre Umsiedlung in das Altenzentrum war für uns ein kleines Drama. Wie muß Mutter es empfunden haben? Nie hat sie sich bei uns beklagt.
Und zuletzt, schon im Koma, ihre Verlegung aus dem kleinen Apartment in die Pflegestation des Hauses in einer anderen Etage, ganz separat gelegen, muß dieses fehlende Stück Erleben sie nicht verwirrt haben?
Ich hatte heute ein Gespräch mit der Oberschwester des Hauses, nachdem ich Mutter besucht hatte und sie so frisch fand, so lebhaft, auch im Sprechen. Sie bestätigte es mir und meinte, das Alleinsein im kleinen Apartment hätte sie ›verkümmern‹ lassen, zu wenig Abwechslung hätte sie dort gehabt, zu wenig Ansprache, zu wenige Menschen hätte sie um sich gehabt. Daher käme ihre Sprachlosigkeit. Hier dagegen, Tag für Tag auf dem Flur der Pflegestation, bietet ihr Platz stündlich etwas Neues, jeder Vorbeikommende be-

grüßt sie, spricht mit ihr. »Sie ist richtig aufgeblüht«, sagt die Oberschwester.
Ich begreife nun auch Mutters Verstörung, als sie allein im Aufenthaltsraum gesessen hat an ihrem Geburtstag. Mir ist, als ob sich ein Schleier nach dem anderen vom Mensch-Sein meiner Mutter heben würde.
Im nachhinein empfinde ich einen gewissen Schmerz, daß ich aus Unverständnis manche Situation nicht richtig eingeschätzt habe. Aber auch das ist ein Reifeprozeß für mich.

2.8.1986

Von weitem schon sehe ich, daß eine Schwester vor ihrem Stuhl kniet und Mutter die Schuhe anzieht.
Mutter erkennt mich nicht, starrt mich mit blinden Augen an. Ihr Gesicht ist verschlossen, blaß, die Mundwinkel hängen, irgendwie sieht sie schmaler aus, fremd. Auch als ich vor ihr stehe, geht kein Erkennen über ihr Gesicht. Seltsam verhüllt sitzt sie in ihrem Kinderstuhl, den grünen Morgenrock bis zum Kinn hochgezogen.
»Ich habe ihr den Morgenmantel mal hinten zugeknöpft«, sagt die Pflegerin. »Sie hat sich eben alles ausgezogen, auch zerrissen – aber ich mache sie gleich wieder zurecht«, so entschuldigt sie sich.
Wie aus weiter Ferne kommt Mutters Blick, als ich mich zu ihr setze, ihre Hände streichle. »Sei ganz ruhig«, sage ich, »es ist alles in Ordnung!«
Sie nickt, aber es scheint, als würde sie mich nicht verstehen.
»Es ist alles gut«, wiederhole ich, »mache dir keine Sorgen!«
Sie nickt. »So«, sagt sie.
Noch mehrere Male sage ich ihr beruhigende, tröstende Worte, ich streiche über ihre Wangen, ihr Arme, Hände. Endlich kommt Verstehen in ihren Blick. »So«, sagt sie, »dann ist es ja gut!«
Es dauert lange, bis ein kleines Gespräch in Gang kommt.

Sie wirkt bedrückt, fast verstört. Schließlich nach vielen lieben Worten und beruhigendem Streicheln scheint sie vergessen zu haben, was geschehen ist.
Was ist geschehen? In einem ihrer neuerlichen spontanen Bewegungsausbrüche hat sie ihre Kleider ausgezogen, wahrscheinlich beschädigt. Die junge Pflegerin wird wohl ein wenig verärgert gewesen sein, hat ihr vielleicht einige unmutige Worte gesagt, vielleicht Vorwürfe. Vielleicht war dieser Vorfall ihr auch im Augenblick lästig, denn eben erst hatte sie Mutter nach der Mittagsruhe frisch angezogen, war fertig, hatte sich dem nächsten Patienten zugewandt – nun das alles umsonst. So denke ich. Vielleicht fehlt ihr noch die Erfahrung, das Verständnis für die sehr alten Menschen, die nicht mehr wissen, was sie tun. Vielleicht ist sie auch noch nicht ›abgehärtet‹ genug, solche Vorkommnisse einfach hinzunehmen.
Mutter ist verstört wie ein Kind, das eben ein Unrecht begangen hat. Ein einziges unwilliges Wort bringt sie aus dem Gleis. Sie empfindet es wie Liebesentzug. Und jede liebevolle Zuwendung macht sie glücklich.
Man sagt, daß im Alter Anerzogenes wegfällt, daß der ›wahre‹ Charakter eines Menschen zum Vorschein kommt – seine Lebensgrundstimmung.
Ihr wahres Wesen heißt, Güte, Liebe geben. Überhaupt: Gebenwollen, was es auch immer sei. Auch: Teilenwollen, Bravsein, nicht auffallen, sich einordnen. Immer deutlicher treten diese Züge hervor. Auch: sich freuen können, dankbar sein.
Und auch: gewisse Formen einhalten, wie die einer Begrüßung, und ihre Art ist es, verbindliche Worte zu sagen. Immer stärker reduzieren sich ihre Möglichkeiten auf das Wesentliche. Harte Worte lösen Trotz aus. Angriffe fordern Aktion – alles ganz unbewußt.
Mutters Zurück-Leben in die Kindlichkeit empfinde ich nicht als ein ›Kindisch-Sein‹, nicht als törichte Dummheit und Albernheit. Auch wenn sie selbst über manche falsche Wortwahl lacht, so ist dies kein ängstliches Betroffensein. Eher scheint sich mir in wunderbarer Weise eine Altersweis-

heit zu zeigen: herzlich und unbeschwert über sich lachen zu können.

Wie hat sie das Leben über ein halbes Jahrhundert mit ihrem Mann, meinem Vater ertragen? Hat sie gelitten unter seiner humorlosen Eigenwilligkeit?

Kinder sehen nur die Schaufassade vom Zusammenleben ihrer Eltern als Ehepaar.

Ich erinnere ein Holzbild über dem Ehebett meiner Eltern. Unzählige Male habe ich als kleines Mädchen davorgestanden und habe den von Rosen umrahmten, brandgemalten Spruch gelesen:

STREUT BLUMEN DER LIEBE BEI LEBENSZEIT
UND BEWAHRET EINANDER VOR HERZELEID

Haben meine Eltern einander Rosen gestreut? Hat mein Vater seine Hände unter Mutters Füße gehalten, ihr über steinige Wege geholfen, ihr Herzeleid erspart?

Aber: Ich bin das Kind. Steht es mir zu, es zu fragen??

12.8.1986

Sie schaut in das Magazin, das ich ihr mitgebracht habe, liest eine halbe Überschrift, sagt: »Damit muß ich mich später befassen!«

Immer öfter kommen ihr jetzt kleine Sätze über die Lippen wie aus einem lange verschlossen gewesenen Reservat. So oder ähnlich hat sie es früher oft gesagt.

Auf einem Metallregal im Flur liegt, mit Namensschildchen gekennzeichnet, frische Wäsche für die Bewohner der Station. Mutter schaut es an, sagt: »So viel! Das hätte ich nicht gedacht! Und die Mäuse! Dort oben sind die Mäuse –.«

»Aber nein«, sage ich, »das ist Wäsche. Das sind Kleider, Blusen, Handtücher.«

»So«, sagt sie, schaut hin und dann zu mir. »So«, sagt sie, »das macht viel Arbeit. Und da drin sind die Mäuse!«

Ich verabschiede mich mit Winkewinke, und wir werfen einander Handküßchen zu.
Wie ein Kind lacht sie, läßt mich gehen ohne Schmerz.

22.8.1986

Vorwurfsvoll empfängt mich Mutter heute: »Wo warst du so lange?« Ich beruhige sie, sage, daß ich doch so oft komme. Sie ist aufgeschlossen, sucht meine Zärtlichkeit, küßt meine Hand, sagt immer wieder: »Ich freue mich so!«
Nun erzählen wir von früher. Aber das will nicht so recht gehen, und da ihre Hände so unruhig sind, wieder anfangen, auf die Tischplatte zu klopfen, nehme ich ein Papiertaschentuch, falte es auseinander.
»Nun lege du es wieder zusammen«, sage ich.
Ihre Finger suchen, sehr korrekt legt sie es in den vorgeprägten Falten zusammen. Das machen wir einige Male.
Nun zeige ich ihr eine andere Art, es zusammenzulegen, länger, schmaler. Es gelingt ihr. Große Freude!
»Nun über die Ecken«, sage ich. Das wird schief. Ich zeige es ihr, so und so – vor der letzten Ecke zögere ich, sehe sie an, sie ist ratlos. Als ich es zu Ende lege, strahlt sie: »Das ist ein Gedanke von ...«
»... von Schiller«, sage ich. Denn das ist einer ihrer beliebtesten Aussprüche aus jüngeren Jahren.
Sie lacht herzlich. »Das ist ein Gedanke von Schiller«, wiederholt sie, »wenn der das wüßte, der würde sagen, mit den Frauen ist doch nichts anzufangen!«
Nun lachen wir beide ganz vergnügt. Da weht das Taschentuch vom Tisch.
»Lieber Gott!« ruft Mutter so, wie man es sagt, ohne über die Worte nachzudenken.
»Lieber Gott!« wiederholt sie. Und dann: »Immer wird Gott angerufen, und der soll immer kommen!«
Als wenig später der nette Pfleger kommt und sich vor ihren

Sessel hockt, ihre Hände streichelt, sagt er: »Ja, es geht ihr gut. Jetzt spricht sie viel. Und wir singen auch oft miteinander, nicht wahr, Frau Krüger?«
Sie nickt, schaut ihn ganz liebevoll an, streicht ihm über das dunkle, lockige Haar.
»Schön«, sagt sie, »schön!«
Er lacht: »Nicht wahr, Frau Krüger, wenn Sie jünger wären – das wär was!!«
Die beiden lachen und sind vergnügt, und Mutter hat mich völlig vergessen, sie ist ganz von dem Pfleger beeindruckt, der ihre Bezugsperson ist. Ich dagegen bin nur Besuch.

11.9.1986

Hat sich etwas verändert zwischen Mutter und mir, seit ich Es weiß?
Es – das ist seit einem Gespräch mit ihrem behandelnden Arzt nicht nur die Auskunft über ihr heutiges Ergehen.
Es – das ist das Urteil.
»Sie müssen sich damit vertraut machen«, sagt er. »Das Befinden ihrer Mutter ist wechselnd, mal gut, mal weniger gut.« Ich spürte, daß er es vermied zu sagen, es könnte auch schlechter sein. »Aber es wird auch nicht besser werden.«
Freundlich sah er mich an, als ob er abschätzen müßte, welche Worte er nun nehmen sollte. »Es wird sich leider nicht mehr bessern«, wiederholte er. »Im Gegenteil. Man nennt es die Alzheimer-Krankheit.«
Ich muß sehr erstaunt gewesen sein, denn er versuchte seine Worte so zu wählen, daß sie mein Erschrecken vielleicht mildern könnten.
»Sehen Sie, man nennt die Krankheit nach dem Breslauer Neurologen Alois Alzheimer, er lebte von 1864 bis 1915, der umfangreiche Untersuchungen an Patienten vorgenommen hat, die unter gleichen oder ähnlichen Symptomen litten, und er kam zu dem Ergebnis.«

Unversehens hatte er angefangen zu dozieren. Nun hielt er inne, schien meine Ungeduld zu spüren. »Ich will nicht zu weit ausholen«, sagte er, »aber ich denke, daß Sie doch einige sachliche Informationen von mir erwarten, die den Zustand ihrer Mutter erklären und auch den weiteren Verlauf ihrer Krankheit andeuten. Es handelt sich hier um eine fortschreitende Veränderung im Großhirn der erkrankten Menschen. Ursache ist, nach neuesten Erkenntnissen der Medizin, eine Ablagerung von Eiweiß – man nennt es Amyloid-Beta – in den Hirnzellen. Solche Ablagerungen sind auch im Herz, in den Nieren und anderen Organen zu finden. Übrigens ganz normale Erscheinungen bei älteren Menschen, die zu gewissen Funktionsstörungen des Körpers führen können.«
Er ging einige Schritte zum Fenster, schaute wie beiläufig in den Park, aber ich begriff, daß er mir Zeit lassen wollte. Ich war überrascht vom Ernst seiner Ausführungen, die ich nicht erwartet hatte.
»Neurologische Experten haben nun festgestellt«, wandte er sich mir wieder zu, »daß erst eine überdurchschnittliche Ablagerung, die man Amyloid-Plaques nennt, zu wirklich krankhaft zu nennenden Veränderungen des Gehirns führen.«
»Ist das eine Frage der Ernährung oder der Lebensumstände der betroffenen Menschen, seelischer Belastung vielleicht, Entbehrung – oder vielleicht Vitaminmangel?«
Allerlei Möglichkeiten kamen mir in den Sinn: Wie einseitig die Ernährung doch früher war, Kalkmangel zum Beispiel, der zu Rachitis führte, es gab keine Vorsorgeuntersuchungen, auch an die fehlenden Impfungen dachte ich.
Der Arzt schien meine unausgesprochenen Fragen zu ahnen. »Nein«, sagte er, »die neueste Forschung, hier die Molekular-Biologie, also die Untersuchungen mit feinsten elektronisch gesteuerten Geräten, sie erst konnte entdekken: Für die überschießende, also die übermäßige Produktion dieser Eiweißablagerungen macht man gegenwärtig ein überzähliges Gen verantwortlich, ein Bausteinchen also, das sich an das Chromosom 21 angehängt hat, nun die ›nor-

male Kette‹ verändert und diese starke Eiweißproduktion auslösen soll.«

Er schwieg, nahm einen Hefter vom Tisch, blätterte wahllos darin, legte das Schriftstück zurück. »Verzeihen Sie«, fuhr er fort, als er mein nachdenkliches Gesicht bemerkte, »es ist kompliziert und sehr wissenschaftlich, was ich da ausführe. Aber ich denke, daß Ihnen vielleicht die Bezeichnung Alzheimer-Krankheit allein nichts sagt. Und wenn man nur ein wenig von den Zusammenhängen weiß, ist es leichter, vielleicht auch notwendig, um Gedanken an etwaige Versäumnisse am Patienten auszuräumen, die zu der Erkrankung geführt haben könnten.«

Er schaute mich an, schien zu überlegen, ob ich Folgerungen aus seiner Erklärung ziehen würde. Wirklich fielen mir bei seiner Andeutung über »etwaige Versäumnisse am Patienten« auch meine Fehler ein – ich hätte Mutter doch besser in ihrer alten Wohnung lassen sollen, ich hätte sie doch zu uns nehmen sollen, ich hätte sie öfter besuchen sollen, ich hätte, ich hätte –.

»Diese Krankheit ist schicksalhaft«, sagte er, »niemand weiß, ob er nicht auch diese angeborene Verdoppelung eines Gens, sagen wir, eines solchen Bausteinchens in sich trägt. Und wenn – ob diese Anomalie, diese Abweichung vom Normalen nun auch wirklich aktiv wird, also irgendwann eine solche überaus starke Eiweißproduktion auslösen wird, die zu den uns bekannten Merkmalen der Krankheit führt.«

»Viele Menschen haben also diese Veranlagung in sich, aber nicht bei allen bricht diese Alzheimer-Krankheit aus?«

»Ja, das ist richtig. Vorwiegend tritt sie bei Menschen in sehr hohem Alter auf.«

»Und wie geht es nun weiter mit meiner Mutter?«

»Ja, das ist das Tragische an der Alzheimer-Krankheit.« Er zögerte. Sein besorgter Blick sagte mir, daß es ihn eine kleine Überwindung kostete, mir das Urteil zuzumuten. »– die Gehirnzellen sterben unter dieser Ablagerung unwiderruflich ab. Die ersten Anzeichen sind meist eine ungewöhnliche Vergeßlichkeit, die ständig zunimmt. Dann setzt ein geistiger und körperlicher Verfall ein, der immer rascher voranschreitet, die Patienten werden schließlich pflegebedürftig.«

»Und keine Medikamente können diesen Abbau aufhalten?«

Er wartete einen Augenblick. Blickte auf meine nervösen Hände.

»Nein!« sagte er. »Die Beschreibung des Krankheitsbildes durch Alois Alzheimer und die Entdeckung der Ursache durch moderne Forschungsmethoden haben bisher noch keine Erkenntnisse über die Möglichkeit einer Heilung erbracht. Wir können nur pflegende Maßnahmen anwenden. Es tut mir leid!« fügte er hinzu. »Es wird diesen Verfall schon immer gegeben haben. Nur hat man es früher einfach Altersschwäche genannt oder Vergreisung. Ja, es ist tragisch – und wir sind leider machtlos – es tut mir leid –.«

Mein Kopf schwirrt von neuen Worten. Amyloid-Beta. Eiweißablagerungen. Amyloid-Plaques. Chromosom 21. Gen-Baustein im Körper.

Was mich aber am tiefsten trifft, ist dieser Satz: Die Alzheimer-Krankheit läßt die Gehirnzellen unwiderruflich absterben.

Es kann noch lange dauern, hat er gesagt. Wie lange? Bis zum Tode.

Und wann wird er kommen. Und wie? Und wie wird Mutter noch werden? – Hilflos? Bewegungslos, sprachlos –.

Ich kann es nicht zu Ende denken.

13.9.1986

Heute saßen sie im Tagesraum rund um den Tisch, der Fernsehapparat war eingeschaltet.

Ich tippe Mutter an, sie gibt mir die Hand, erkennt mich nicht. Halbe Sätze spricht sie, sehr laut, ungeordnet, sie lacht, weiß nicht weiter, spricht pausenlos. »Sehen Sie«, sagt

sie zu mir, »– das ist schön, – das ist richtig, ja, und alle sehen das, schön –.«
Aber keiner der Patienten, Heimbewohner, Kranken, Alten, Pflegefälle – ich weiß nicht, wie ich sie nennen soll, keiner spricht, keiner schaut zum Fernsehgerät. Sie lassen nicht erkennen, ob ich störe mit meinem Versuch, eine Unterhaltung mit Mutter zu beginnen, ob sie sich freuen oder ob sie es gar nicht verstehen – es ist eine lautlose, reglose Runde.
Endlich schüttelt Mutter mir die Hand, lacht laut, ihre Äußerungen aber sind nur Bruchstücke, völlig falsch zusammengesetzt, mitten im Wort beendet. Ihre Augen irren umher. Sie klopft auf ein Magazin, das ich vor sie lege, hart hämmert sie darauf, ein Stück Schokolade, das ich ihr anbiete, zerquetscht sie in ihrer Hand.
Nun nehme ich ihre Hände, streichle sie, halte sie fest. Da preßt sie meine Hände mit unerwarteter Kraft, bewegt sie auf und ab und nun sich selbst im gleichen Rhythmus und ruft: »Hoppe, hoppe Reiter –«, lacht lauthals vor Vergnügen.
Ich lache mit ihr. Aber innen bin ich ganz traurig. Mutters Geisteszustand läßt erschreckend nach. Ich weiß es nun.
Es ist die Alzheimer-Krankheit: Es gibt kein Mittel dagegen. Stufe um Stufe geht es zurück ins Kindesalter. Sie wird betreut, gewindelt, bald wird sie gefüttert werden, bald wird sie nicht mehr aufstehen können, nur noch im Bett liegen, an die Wand sehen, ich darf es nicht weiter ausmalen.
Ein Mensch, der in seiner Entwicklung zurückgeht bis an seinen Ursprung. Meine Mutter. Ganz schwer ist es, mir vorzustellen, daß ich ihr Kind bin, ich in ihrem Schoß wurde und sie mich geboren hat.
Ich bitte die Schwester, Mutter wieder an ihren Platz im Flur zurückzubringen. Mit geübtem Griff zieht sie Mutter an beiden Händen hoch vom Stuhl. Schwankend steht sie, die Schwester geht rückwärts, und Mutter, sehr klein geworden, das Kleid reicht bis zu ihren Knöcheln, sie tappt an ihren Händen voran in ihren unförmigen Filzschuhen, schwer wie ein Bär, dem man das Aufrechtgehen beibringen will. Mutter lacht, sie hat mich vergessen.

29.10.1986

Ich habe ein schlechtes Gewissen, weil ich Mutter lange nicht besucht habe. Eine Reise, Verwandtenbesuche, Einladungen, Arbeit, Haushalt – die Liste ließe sich fortsetzen, aber ich weiß, keine meiner Entschuldigungen gilt.
Irgendwann war ich für Minuten bei ihr. Fremd hat sie mich angeblickt. Nur ein Mensch war ich wie viele, die durch den Flur gehen.
Der Pfleger hat mit ihr gesungen: »Hänschen klein, ging allein« – er nahm ihre beiden Hände, wippte sie im Takt, nun sang Mutter mit ihm, formte die Worte nach seinen Mundbewegungen – »in die weite Welt hinein –«.
Ich bin traurig.
Seit ich über ihre Krankheit Bescheid weiß, hat sich etwas in meiner inneren Beziehung zu Mutter geändert. Ich schiebe die Termine meiner Besuche hinaus. Ich zögere vor dem Altenheim, schwanke zwischen Furcht und Pflicht und Zuneigung.
Ich bin behutsam mit ihr, zärtlich, ich bin voller Abwehr, weil sie am Mund zwei rote, entzündete Stellen hat und mich an sich, näher an ihr Gesicht zieht.
Ich höre, wie ein Pfleger zu einer anderen Patientin sagt: »Nein, Sie dürfen heute nicht rauchen, Sie haben einen Durchfall!« – »Das ist nicht wahr!« sagt sie. – »Doch«, sagt er, »drüben liegen noch Ihre Bettlaken, die sind ganz braun.« – »Das ist nicht wahr«, sagt die Frau weinerlich.
Es tut mir leid, daß er es so laut sagt. Die Frau schämt sich, denke ich. »Nur eine Zigarette«, bittet sie, »nur eine –.«
Es bewegt mich, diese kleine Szene, zugleich widert es mich an, ich stelle es mir vor, kann mich nicht wehren, die Wanne voller verkoteter Tücher.
Ich erinnere mich, daß ein anderer Pfleger mir gesagt hat: »Wir wissen nicht mehr, wie wir es machen sollen, Ihre Mutter zerreißt sich jede Nacht ihr Hemd, und sie reißt dann die Pampers nachts auf, zerkrümelt alles im Bett, oft müssen wir

sie nachts mehrmals umziehen, neu wickeln. Aber wir sind es gewöhnt«, sagt er, als er meinen erschreckten Blick sieht, »man kann da nichts machen.«

4.11.1986

Mutter weiß von nichts. Nichts von den Nächten, nichts vom Tag zuvor.
»So?« sagt sie. »Abendessen gibt es hier? Das weiß ich gar nicht.«
Sie ißt ein Stück Schokolade, das ich vor sie hinlege. »Für mich?« sagt sie.
»Das ist für dich, Omilein«, sage ich.
»Gut«, sagt sie. Nun, mit dem Blick auf das nächste Stück, das ich hinlege: »Und was ist das?«
»Schokolade, Mutti.«
»Für mich?«
»Für dich, Mutti.«
»Und was ist denn das?« fragt sie, als ihr Blick auf ein anderes Stück fällt, das ich hinlege.
»Das ist Schokolade, Mutti!«
»So? Für mich?«
»Es ist für dich, Mutti –.«
Und sie fragt es im gleichen erstaunten Ton, beglückt ißt sie, und zögernd ergreift sie die Schokolade, schaut mich an, ob es auch erlaubt sei –.
»Für dich«, sage ich, und das Weinen sitzt mir in der Kehle.
Ich lächle, streiche ihr über das schlohweiße Haar, entdecke, daß ihre Stirn anders gefaltet ist als vor Wochen. Zwischen den Brauen sind drei tiefe Falten eingekerbt, und genau darüber liegen nun drei lange Querfalten.
Als ich beim Weggehen zurückwinke, lacht sie: »Komm bald wieder«, sagt sie, »da ist man doch nicht so allein!«
Schon an der Tür höre ich, wie sie zu der Nachbarin sagt, die neben ihr sitzt: »Das war meine Tochter!«

Irgendwie klang Stolz aus ihrer Stimme.
Ich bin nicht bis zum Erdgeschoß gegangen, habe auf dem Treppenflur spontan die Tür zur 3. Station geöffnet, bin den altvertrauten Weg zu Mutters erstem eigenen Apartment im Haus gegangen, als wollte ich mich an eine Zeit erinnern, in der sie aufgeschlossen war und noch nicht von der Alzheimer-Krankheit geprägt.
Zu meiner Freude traf ich Schwester Olga im Flur, die Mutter drei Jahre lang hier betreut hat. Wir hatten noch immer gute Gespräche miteinander.
Mit offenen Armen kommt sie auf mich zu. »Was für eine Freude, Sie zu sehen«, sagt sie.
Eine Weile sprechen wir von Mutter. Schwester Olgas Augen sind hell, zuversichtlich, ihr Gesicht ist freundlich, ihre Bewegungen sind geschwind, umsichtig, sie strahlt Wärme aus und Sicherheit.
»Ich höre nun bald auf«, sagt sie. »Am 16. Dezember. Dreißig Jahre sind genug. Es ist ein schwerer Beruf, aber auch ein schöner Beruf. Aber die Kräfte lassen nach. Und – es braucht viel Kraft hier, das Baden und das Pflegen.« Eine Weile sinnt sie vor sich hin.
»Was meinen Sie«, fährt sie fort, »ob es gut ist, wenn man soviel gesehen und erlebt hat? Ich muß oft denken, wie werde ich sein, wie wird es mir gehen – ich bin nun dreiundsechzig Jahre alt –, was meinen Sie«, Schwester Olga zögert, »was meinen Sie, ob es nicht besser wäre, das alles nicht zu wissen, jeden Tag zusehen, das Wenigerwerden, das Absterben, das Sterben – man muß doch unwillkürlich an sich selbst denken, an den eigenen Tod.«
Sie blickt aus dem Fenster, in den tiefhängenden, grauen Himmel, in den feuchtkalten Novembertag, an dem nur wenige Besucher den Weg ins Altenzentrum finden.
»Was meinen Sie«, wendet sie sich mir wieder zu, »wäre man denn ruhiger, wenn man das alles nicht jahrzehntelang miterlebt hätte? Oder ist es gerade gut so, es zu wissen, damit man selbst gewappnet ist für diese letzte Strecke?«
Sie geht in dem kleinen Stationszimmer hin und her, stellt dort eine gebrauchte Tasse zur Seite, legt ein gebrauchtes

Messer in das Spülbecken. »Ich weiß nicht«, sagt sie, »es ist oft schwer. Und trotz der Jahre, es wird doch nie zur Routine. Man lebt so mit den Frauen und Männern zusammen, da wächst ein Vertrauen – und dann das Vergehen, einmal gehen sie plötzlich, andere, wie Ihre Mutter, gehen nur in die Pflegestation, leben dort noch Jahre. Auch wenn sie von meiner Station weg sind, besuche ich sie manchmal dort –.«
Es ist, als ob Schwester Olga Bilder vor sich sieht, Zeiten, Schicksale, denen sie nachsinnt.
»Aber dieses langsame Sterben dort oben – ich weiß nicht, ich kann nun, wo ich meine Arbeit beende, nicht aufhören, daran zu denken, wie es sein wird – wo ich sein werde –, hier vielleicht, in einem der Zimmer, in denen ich Menschen sah, sie wegbringen sah –.«
Sie ist still geworden. Auch ich schweige, finde keine Worte, bin nachdenklich.
Ich weiß es nicht, ich weiß es nicht, so wiederhole ich nur lautlos ihre Worte.
Aber schon hat sich Schwester Olga gefangen. Sie lacht. Alles Gute für Sie«, sagt sie, »alles Gute! Wie schön, daß Sie noch hier bei mir waren!«

13.11.1986

Eine behagliche Nachmittagsstunde lang habe ich aus meinen ›Kindergeschichten‹ vorgelesen, nicht im Altenzentrum, sondern im nahe gelegenen Seniorentreff, wo die Stühle voll besetzt waren, ältere Leute aus der Stadt mich freundlich erwarteten.
Es fällt mir nicht schwer, einen Kontakt zu finden. Zwischen den Erzählungen sprechen wir miteinander. Die Erinnerungen an die eigene Kindheit, an die ihrer Kinder und ihrer Enkelkinder kommen wie von selbst und auch die Vergleiche, wie es früher war, mit Strenge und mit Angst und wie die Kinder heute sind.

Besser? Haben sie es vielleicht doch nicht so gut wie ihre Großeltern, die hier sitzen und sich wiederum an manchem Fortschritt erfreuen?
Neue Anregungen kommen von allen Seiten. Aufgeschlossen wird diskutiert, sie lachen über eine ganz vergnügte Geschichte und sind traurig mit dem kleinen Marcel, dessen regenbogenfarbiger Luftballon zerplatzt, sie können Kinderseligkeit und Kinderkummer nachempfinden, als sei es der eigene. Und ich kann in vielen Gesichtern das Erschrekken ablesen, die Sorge, das Entsetzen voraussehen, das sich zum Glück aber nicht einstellen muß, da das gefährliche Kinderspiel über den steilen Klippen noch gut ausgeht.
Ich blicke über das weißhaarige, freundliche Publikum, erkenne hier und da ein bekanntes Gesicht, dem ich zunicke. Diese Dame da drüben, denke ich, sie könnte im Alter meiner Mutter sein, wie lebhaft sie Anteil nimmt, rosig durchblutet ist ihr Gesicht und mir erwartungsvoll zugewandt. Vielleicht haben sie einander gekannt, miteinander von ihren Kindern gesprochen? So vergleiche ich Lebensalter und Schicksal und denke an meine Mutter, die – wenige Schritte nur über die Gasse – drüben in der Pflegestation auf ihrem Stuhl sitzt. Wenn sie doch hier dazwischen sitzen könnte, wie noch vor Jahren, mich anhören könnte, ich auch ihr Erinnern erleben könnte – ja, würde sie sagen, so haben die Kinder gespielt, du auch –, und ich könnte mit ihr sprechen wie mit dieser alten Dame –.
Nach der Lesung gehe ich hinüber, steige langsam die nun schon längst vertrauten Stufen bis ins 4. Stockwerk hinauf. Ich sehe ihre Füße nicht, als ich die Glastür öffne. Vielleicht schläft sie noch? Vorsichtig, mit klopfendem Herzen, gehe ich zu ihrem Zimmer. Die Tür steht offen. Ich kann genau auf ihr Bett sehen, das am Fenster steht.
Es ist leer. Dem kleinen Schmuckkissen hat die Pflegerin mit einem kurzen Schlag der Handkante Hasenohren angezaubert. Ich erinnere mich an diese ihre Handbewegung, die mehr erreicht als nur Ordnung, sondern etwas Behaglichkeit im Zimmer verbreitet – wie bei alten Leuten daheim.
Frau K. im Nebenbett noch immer in der gleichen Lage,

seitlich zusammengekrümmt, bewegungslos, die halbgeschlossenen Augen sind entzündlich gerötet, die Wangen tief eingefallen. Mir scheint, als läge sie seit Wochen so, irgendwie zeitlos im Dämmer. Oder vielleicht sehen mich ihre Augen doch? Ich weiß es nicht. Aber statt an ihr Bett zu treten, überkommt mich etwas wie Scham, nur Beobachter zu sein oder in eine Intimsphäre eingedrungen zu sein. Aber auch Angst ist dabei. Besser: Furcht vor diesem letzten Stadium des Sterbens, das dauern und noch andauern wird, wer weiß wie lange noch.

So gehe ich auf den Flur zurück. Der nette Pfleger teilt gerade Kaffee aus für nachmittags. Als er mich sieht, sagt er: »Da kommen Sie gerade ungünstig. Ich habe Ihre Mutter eben in die Naßzelle gesetzt. Ich muß sie erst waschen und umziehen. Als ich sie vom Mittagsschlaf holen wollte, hatte sie sich alles vom Leib gerissen und zerfetzt.«

Wider Willen stelle ich mir alles vor, atme tief.

»Macht sie das jetzt öfter?«

Er lächelte verzeihend. »Ziemlich oft«, sagt er. »Wenn Sie lieber warten wollen – ich kümmere mich gleich um sie, aber es würde vielleicht zehn Minuten dauern –.«

»Nein«, sage ich, »ich will Sie nicht in Ihrer Arbeit drängen. Ich komme dann morgen wieder – und vielen Dank für Ihre Pflege!«

So gehe ich die Treppe hinunter.

Ich bin uneinig mit mir und beschämt.

Warum bin ich nicht zu ihr gegangen in ihr kleines Bad? Sicher war sie verstört, hat vielleicht geweint.

Warum habe ich nicht meine Hilfe angeboten, sie auszuziehen, zu waschen?

Und was geschieht noch alles ›hinter den Kulissen‹? Ich sehe nur immer die Schauseite, die Besuchsseite.

Und wie sähe mein Leben aus, wenn ich nun Mutter zu pflegen hätte, Tag und Nacht und Tag, jede Stunde parat sein müßte, immer bei ihr sein, helfen, sehen, fühlen, trösten und reinigen, anziehen, ausziehen und wieder reinigen – und nicht nur lachen und Pitsche-patsch-Hände spielen, Schokolade essen und ihr weißes Haar streicheln??

31.12.1986

Ganz ruhiger letzter Tag des Jahres. Kein Fest in unserem Haus. Die Kinder sind mit Freunden unterwegs.
Ich sitze an meinem Schreibtisch in meinem Studio, meiner Klause, meiner Zelle, meinem Gehäuse, wie ich es nenne, und es drängt mich zum Schreiben. An der Schwelle des neuen Jahres Bilanz zu ziehen ist Tradition. Positiv – Negativ. Das würde heißen, ganz weit auszuholen, in Tiefen zu gehen, zu recherchieren, abzuwägen.
Mehr als alles Vergangene berührt mich heute abend, daß ich meine Mutter nicht besucht habe.
Wann zuletzt? Kein Datum ist vermerkt. Ich sah sie, ärmlich in einem alten ausgedehnten Pullover, vielleicht war es ein Kleidungsstück als Notbehelf, hatte sie ihr Kleid wieder zerrissen, eben beschmutzt? Sie weiß von nichts, freut sich über mein Kommen.
Und dann, irgendwann später, außerhalb der Besuchszeit, ging ich in das Stationszimmer, um nach einem vermißten Brief zu forschen. Es sollte die Lohnsteuerkarte für meine Mutter sein, die vom Finanzamt abgeschickt worden war.
Die Pflegestation an einem x-beliebigen Tag vormittags: Türen stehen offen, Wäschekörbe mit verbrauchten Laken stehen im Gang, Pfleger gehen hin und her, tragen lange weiße Schürzen; Wasser steht auf den Fliesen des Bades, in das ich im Vorbeigehen einen Blick werfe, in einem anderen Raum spritzt ein Pfleger mit einem Schlauch ein Metallbett ab. Unwillkürlich fällt mein Blick in andere Zimmer, an denen ich vorbeigehe. Tot? Moribund? Schlafend? Kann ich es unterscheiden, ob diese Frau noch atmet, die liegt mit geschlossenen Augen, offenem Mund, wachsweißem Gesicht?
Nur ins Stationszimmer gehen möchte ich, nach einem Brief forschen. Muß an Mutter vorbei. Sitzt in ihrem Kinderstühlchen. Schaut mich an. Reicht mir mechanisch die Hand. Nichts in ihrem Blick. Ich streiche ihr über das Haar, fühle die knöcherne Decke darunter, als sei nur Papier über den Schädel gespannt.

»Wie geht es dir, Mutti? Gut?« Kein Aufleuchten in ihren Augen. Kein Wort an mich. Kein Erkennen.
Fremde bin ich.
Ich weiß, daß jetzt keine Besuchszeit ist. Das Pflegepersonal ist kühl. Ich komme mir vor wie gemaßregelt.
Ein Brief? Nein. Nichts weiter. Keine Frage. Kein Bedauern.
Aber es muß wohl so sein. Es sind Stunden der harten Arbeit. Säubern, umbetten, füttern, anziehen. Keine Vorzeigestunden.
Ich gehe schnell fort.
Heute abend will ich darüber schreiben. Ich bin also – seit zwei Wochen? Oder weniger? – nicht bei meiner Mutter gewesen. Nicht an Weihnachten. Hatte keine Geschenke für sie. Keine Zuwendung für sie.
Ich hatte Wochen, die mit Problemen der weiteren Familie ausgefüllt waren. Ich war sehr erkältet. Ich hatte eine öffentliche Lesung vor dem Fest. Ich habe morgen wieder eine Lesung vor größerem Publikum. Ich hatte lange Gespräche mit den Kindern. Ich war heiser. Fürchtete um meine Stimme. Fürchtete einen neuen oder weiteren Infekt mir im Altenheim zu holen oder meinen Infekt hineinzutragen. Ich habe mich geschont.
Ich war selbstsüchtig.
Ich, ich, ich.
Und kein Tag seit dem letzten Besuch, dieser Stippvisite zu ungelegener Tageszeit, an dem ich mir nicht Vorwürfe gemacht habe. Du mußt zu ihr gehen. Sie weiß es nicht. Sie weiß nicht, daß ich nicht jeden Tag komme. Sie freut sich aber. Ist glücklich.
Und mehr als zu anderen Zeiten, in denen ich sie oft besucht habe, gehen nun meine Gedanken zu Mutter.
Ich hätte zu ihr gehen können, wenn ich es nur wirklich gewollt hätte. Hatte ich Angst? Um mich? Fürchtete ich mich vor dieser ungewohnten Pflege-Atmosphäre, in die ich ungebeten eindrang?
Feige bin ich. Wann werde ich endlich weise sein, stark genug, auch das alles einzubeziehen in die Gedanken an die

letzten Jahre, Tage, Stunden meiner Mutter? Hilflosigkeit, Ausscheidungen, Gerüche, Krankheit, Sterben.
Das alte Jahr hält mich in der Schwebe. Zeit für gute Vorsätze? Bitten um Kraft, um Gelassenheit und Reife.
Wenn sie nun eben sterben sollte in dieser Stunde – und ich hätte mich nicht mit Bewußtsein von ihr verabschiedet? Und hätte nun für mein Leben nur diese fremden Augen auf mir, die zu wecken, zu erwärmen, erkennen zu machen ich mir keine Zeit nahm?

3.1.1987

Ich bin nach dem heutigen Besuch in der Pflegestation mit einem Gefühl sanfter Beruhigung gegangen, Schritt für Schritt die vier Stockwerke hinab. Beim Hinaufsteigen hatte ich mein Herz klopfen hören – es war keinesfalls des Treppensteigens wegen.
Als ich die Glastür öffne, sehe ich zuerst Mutters Füße in den grauen Filzschuhen, dahinter noch zwei Paar Beine. Sie hat also Gesellschaft auf dem Flur. Es ist aber alles völlig still. Kein Laut von dort, kein Laut aus den Zimmern, deren Türen wie immer offenstehen.
Als ich vor ihrem Stuhl stehe, ist Mutter gerade damit beschäftigt, ihren weißen Rollkragenpullover auszuziehen. Mit Kraft reißt sie ihn hoch, ihr Kopf ist verschwunden im Pullover. Ich ziehe sie sanft wieder an.
»Nicht ausziehen, Mutti«, sage ich, »du frierst sonst, nicht ausziehen!«
Sie sieht mich ausdruckslos an. »Nicht ausziehen«, sagt sie wie ein braves Kind, schüttelt den Kopf.
Ihr Gesicht ist leicht gerötet, breitflächiger als sonst kommt es mir vor. Sie erkennt mich nicht. Ich nehme einen Stuhl, setze mich genau vor sie, den Sicherheitstisch zwischen uns, nehme ihre Hände, streichle sie. Ihre langen, schmalen Finger sind sensibel geworden, nervös, nicht zu knöchern, eher

feingliedrig sind sie nun in ihrem Alter. Früher hatte sie Hände, von denen man so sagte: Sie hat nie ihre Hände in den Schoß gelegt.
Wirklich waren ihre Hände immer beschäftigt, mit dem Haushalt, mit Kochen und Kuchenbacken, Strümpfestopfen, Schuhputzen für eine fünfköpfige Familie. Wenn ich daran denke, empört es mich eigentlich: Warum haben wir Kinder das nicht getan? Müßig, so zu fragen, wehre ich mich selbst ab, es war eben so. Oder: Meine Mutter war immer hilfsbereit, arbeitsam, selbstlos. Viel zu gut, fällt mir ein.
Auch schwere Arbeit hat sie nicht gescheut: Wie sie sich in das eiserne Schwungrad der knarrenden Wäschemangel gedrückt hat, mit aller Kraft diesen mit Steinen gefüllten Koloß angetrieben hat, der über die Holzrollen glitt, die Wäsche glättete – geh weg, Kind, es schlägt manchmal zurück!, so höre ich sie noch rufen und sehe mich beiseite springen vor Schreck.
Mutters Hände an sich sind nicht besonders in meiner Erinnerung. Ihre Hände sehe ich nur als einen Teil ihres Körpers, der klein und beweglich war. »Die Kleine« hieß sie in ihrer eigenen Familie. Sie war die Jüngste unter drei Mädchen, blieb immer im Haus. Während die älteren Schwestern schon verheiratet waren, blieb »die Kleine« im Haus, war das Mädchen für alles, sie half, wo sie konnte.
Nichts von dem arbeitsreichen Leben ihrer Jugendzeit und ihrer Ehe ohne Personal ist jetzt in ihren Händen geblieben. Nur die Unrast, die nun aber krankhaft ist, so sagt man es mir. Die Unrast ihres vergangenen Lebens konzentriert sich jetzt nur noch in ihren Händen, die es nicht geübt haben, untätig zu sein. Ihre frühere Beweglichkeit, ihr flinkes Temperament hat sich aus ihrem unförmig gewordenen Leib, den kaum noch gehfähigen Beinen in ihre Hände zurückgezogen.
Nun klopft sie nicht mehr stundenlang auf ihre Tischplatte, ihre Handkanten sind nicht mehr wund, die Nägel sind wieder gewachsen, hübsch gepflegt. Aber der Bewegungsdrang ihrer Hände sucht neue Ziele: Sie zieht sich aus, reißt Knöpfe von ihren Kleidern ab, reißt ihre Ärmel auf.

In dieser Minute ist sie ruhig. Ich lasse ihr Zeit, schaue sie an. Allmählich finde ich Kontakt. Ihre Augen lächeln. Sie freut sich. Ich lege eine bunte Weihnachtstüte auf den Tisch.
»Pack aus«, sage ich.
Es gelingt ihr, den Faden aufzuziehen. Eine Tafel Schokolade fällt heraus. Das erkennt sie: »Schokolade – gut!« sagt sie, will nun die Packung hastig aufreißen. Ich halte ihre Hand sanft fest.
»Weiter«, sage ich, »da ist noch etwas drin.«
Sie holt es heraus, hält es ab von sich.
»Was ist das, Mutti?« frage ich.
»Ein Möbelwagen«, sagt sie.
Ich lache. »Aber das ist doch kein Möbelwagen, das ist ein kleiner brauner Teddybär!«
Sie weiß nichts damit anzufangen.
Nun beginnt ein faszinierendes Spiel. Ich nehme ihre Hand, lasse sie fühlen – weich, rund; ich führe ihre Finger: Ohren, Arme, Beine, weiße Brust, sage ich, ein Auge, noch ein Auge, auf der Nase ein schwarzer Knopf, um den Hals eine Schleife. Es ist so, wie ich meinem kleinsten Kind ein Spielzeug erklärt habe.
Mutter zeigt anfangs kein Verständnis. Ob sie nichts hört, denke ich, ob diese Worte ihr fremd geworden sind, aus ihrem jetzigen Wortschatz verschwunden?
»Bär«, sage ich, »das ist ein kleiner weicher Teddybär!«
Ich lasse ihr lange Zeit, bin voller Geduld und Sanftmut. Ich setze das Plüschtierchen vor sie hin, führe ihre Hände, necke sie mit dem Spielzeug, ich streichle damit Mutters Wange.
Was ist das für ein Aufwachen!
»Bär«, sagt sie. Nun lacht sie, faßt selbst an – Ohren, Beine, Arme. Sie freut sich.
Ich nehme ihr Handtuch, das zusammengefaltet auf ihrem Tisch liegt.
»Jetzt packen wir es ein«, sage ich, »es muß schlafen.«
Das Bündel lege ich in ihren Arm, als sei es ein Wickelkind.
Sie strahlt.
»Jetzt komme ich mir vor wie –.« Sie zögert.

»– wie eine Mutter mit ihrem Kind«, ergänze ich.
Nun wiegt sie den kleinen Bären, lacht, streichelt ihn, sie ist ganz hingegeben an das Spiel, nimmt ihn an ihre Wange – »so weich«, sagt sie.
Wir packen den Bären gemeinsam aus und wieder ein. Nun hat sie begriffen.
»Jetzt hat sie doch was zu tun«, sagt sie zu sich selbst.
»Das ist wie die Mutter mit ihrem Kind«, wiederhole ich.
Sie nimmt das Wickelkind in den Arm, wiegt es zufrieden, hebt es, küßt es mehrmals, wiegt es.
»Das ist meine Ursel«, sagt sie ganz ernsthaft.
Still betrachte ich meine Mutter. Ihr Gesicht ist entspannt und sehr glücklich. Es bewegt mich sehr, daß in ihr mit dem Spielzeug die Erinnerung an ihr Kind, an mich selbst aufsteigt. Das Kind bin ich.
Jetzt ist sie in ihrer Vergangenheit angekommen.
Sie war 28 Jahre alt, als ich geboren wurde. Jetzt ist sie über 90 Jahre alt. Ich als Mensch ihrer Gegenwart bin nur ihre Tochter, wenn ich versuche, es ihr klarzumachen. Sie kann keine verwandtschaftlichen Zusammenhänge mehr herstellen: Weder Ehemann, Schwestern, Kinder noch Enkel kann sie erinnern. Alles Fragen stößt ins Leere. Aber hier, mit diesem kleinen Plüschspielzeug, sind ihre tiefsten Mutterinstinkte geweckt worden. Eine große Seligkeit lese ich in ihrem Gesicht.
Sie ist ins Spiel vertieft, als ich gehe. Einmal winkt sie zurück, wendet sich ab, hat mich vergessen. Ich bin jetzt nicht mehr ihr Kind. Sie hält mich im Arm, wie vor sechzig Jahren.

16.1.1987

Neben Mutter sitzt heute der alte Herr, den ich schon oft hier gesehen habe. Er schaut mich stumm an, seine Hände halten den Gehstock mit dem elfenbeinfarbenen Griff, der zwischen seinen gespreizten Knien steht.

Beim Klang meiner Stimme wird Mutters Gesicht wach. Sie streckt mir den Arm entgegen. Wir spulen unser übliches kleines Gespräch ab.
»Es schmeckt mir gut«, sagt sie. Ich weiß nun schon im voraus, wie ihre Antwort auf meine Frage sein wird. Immer ist es eine Zustimmung. Sie nickt: »Ich schlafe gut.«
Niemals ein Abwehren. Keine Frage an mich. Keine Antwort weiß sie auf Dinge und Menschen, die sich außerhalb ihres jetzigen Gesichtskreises befinden, sich ihrer Sehweite entziehen.
Sie lacht. Wir beide sind glücklich über unser Nahesein. Mehr nicht. Es genügt. Es ist alles darin enthalten.
Der alte Herr, der neben Mutter sitzt, beobachtet uns. Sein Blick ist feindselig. »Ich kann das bald nicht mehr ertragen«, sagt er zu mir.
»Was können Sie nicht ertragen?« frage ich.
»Das Lachen«, sagt er. »Immer lacht die.«
»Aber sie freut sich doch«, sage ich.
Er wird böse. »Je mehr Sie auf die einreden, um so mehr lacht die«, sagt er. »Und das kann ich nicht ertragen!«
Ich beruhige ihn. »Aber Lachen«, sagte ich, »das ist doch gut. Viel besser als Weinen!«
Er schaut mich wortlos und mit einer gewissen Verachtung an.
»Vielleicht suchen Sie sich einen anderen Platz?« sage ich. »Es gibt noch viele Stühle hier. Oder Sie gehen zum Fernsehen in den Tagesraum?« Ich sage es sanft und sehr höflich.
Er stampft einmal sehr hart mit seinem Stock auf. »Dann gehe ich lieber«, sagt er. Er blickt meine Mutter böse an. Dann steht er auf und geht weg.
Mutter scheint den kleinen Wortwechsel nicht begriffen zu haben. Sie schaut mich liebevoll an. Ganz weich ist ihr Gesicht heute. Sie nimmt den kleinen Spielzeugbären auf, den ich ihr neulich mitgebracht habe. Es ist, als ob wir eine Lektion wiederholen. »Bär«, sagt sie. »Teddybär.«
Sie spricht nach, was ich sage, ihr zeige, wohin ich ihre Finger führe: Ohren, zwei Arme, Beine, Augen.
»Er kann so sitzen«, sagt sie.

Und nun die Wiederholung einer anderen Lektion. Der Bär wird eingepackt wie ein Baby. Das Handtuch auffalten, zusammenfalten. Das Spiel macht ihr Freude. Ich nehme das eingepackte Bündel, lege es in ihren Arm, wiege Mutter an den Schultern hin und her.
»Schlaf, Kindchen, schlaf«, sage ich, erinnere sie an ein altes Kinderlied. Zusammen mit mir wiederholt sie die Worte. Nun sage ich: »Schlaf, Kindchen, schlaf – dein Vater ist ein Schaf!«
Die Wirkung ist unerwartet. Sie wiederholt die Worte, will sich ausschütten vor Lachen: »– dein Vater ist ein Schaf!« Sie hat Tränen vor Lachen in den Augen.
Wir lachen beide und ich über mich selbst, weil mir diese Verunglimpfung eines Kinderverschens spontan einfiel, ohne Absicht, ich im Moment nicht einmal die richtigen Worte des Kinderliedes fand.
»Und weiter«, sage ich, »deine Mutter ist in Pommerland – Pommerland ist abgebrannt!« Und Mutter spricht mit mir.
Es ist ein solcher Spaß! Sie wiegt das Kind und wiederholt immer wieder: »Schlaf, Kindchen, schlaf, dein Vater ist ein Schaf!«
Ich ziehe meinen Mantel an, überlasse sie ihrem Spaß. Sie winkt mir noch zum Abschied, und ich höre ihr Lachen bis zur Glastür, die hinter mir zupendelt.
Sehr langsam gehe ich durch das Haus. Alles, was sich rings um diesen Besuch ereignete, tritt weit zurück.
Auch das Gespräch mit dem Pfleger, der mich beim Verlassen der Station noch begrüßte: »Ja, nichts Besonderes bei Ihrer Mutter, hat der Arzt gesagt. Ja, er besucht sie regelmäßig. Nein, keine Aufbauspritzen, keine Herzmittel, er sagt, sie sei organisch gesund – eben nur der Geist, er läßt immer mehr nach.« Er hebt bedauernd die Schultern, man kann nichts machen. »Aber ja, sie kann noch laufen. Wir führen sie an den Händen, so Schritt vor Schritt geht es. Wir legen großen Wert darauf, daß sie noch laufen kann. Sonst ist das Umbetten zu schwer für uns. Jetzt kann sie noch neben ihrem Bett stehen und sich festhalten.«

Als ich die Straße hinuntergehe, erinnere ich mich noch an den einen Blick, den ich in Mutters Zimmer getan habe, um zu sehen, wie es ihrer Bettnachbarin geht. Die alte Dame liegt still, zugedeckt bis zum Kinn, der Mund steht offen, die geschlossenen Augen liegen in tiefen, dunklen Höhlen, ihre Wangen sind eingefallen, die Haut blaß.
So wie seit langem, denke ich. Keine Veränderung. Was für ein langes Sterben!
Und mir kommt der Gedanke, wie es wäre, wenn Mutter das mit Bewußtsein wahrnehmen könnte, daß die Frau, mit der sie vor Monaten noch am gemeinsamen kleinen Tisch gefrühstückt hat, mit der sie sich unterhalten hat, daß diese Frau seit vielen Wochen neben ihr, nur wenige Schritte von ihrem Bett entfernt, langsam, unendlich langsam verlöscht, ihre letzte Kraft aufbraucht, im Dämmern liegt, nicht mehr hier und noch nicht dort.
Wie wäre es, wenn Mutter das Tag für Tag noch wahrnehmen könnte? Würde sie Mitleid spüren? Oder hätte sie Angst, daß auch für sie diese Zeit kommen könnte?
Mich schauert bei dem Gedanken, und ich vergesse, daß es nicht mich betrifft, sondern meine Mutter.
Ist ihr geistiger Verfall eine Gnade?
Warum schaue ich regelmäßig bei meinen Besuchen in dieses Zimmer, gehe oft einige Schritte zurück, wenn ich unversehens vorbeigegangen bin an der offenen Tür? Will ich den Schock? Will ich die Furcht erleben? Will ich mit dem Wissen vom Unterschied im Befinden meiner Mutter mich beruhigen? Ihr geht es ja so gut. Noch gut?
Oder will ich unbewußt mich einüben in eine vielleicht bald kommende Zeit, in der meine Mutter dort in ihrem Bett liegen wird, unfähig geworden, mit mir zu lachen über kleine törichte Kinderspiele und verdrehte Kinderverschen?
Noch bin ich nicht reif genug, um Abstand zu finden. Auch kann ich mir noch nicht ausdenken, wie ich dann reagieren werde. Und noch gelingt es mir nicht, einen Vorrat an Trost in mir anzulegen für eine solche Zeit, Trost, der aus philo-

sophischem Kalkül kommt. Oder Trost, der aus der Hinwendung zur Religion, zum Gebet, zum Vertrauen in das Schicksal kommen könnte.

26.1.1987

Als ich vor Mutters Stuhl stehe, finde ich sie schlafend. Sie ist in einen warmen Bademantel bis zum Kinn eingehüllt. Man hat ihn ihr so angezogen, daß der Verschluß sich auf ihrem Rücken befindet, sie ihn nicht öffnen kann. Es ist das erste Mal, daß ich sie schlafend antreffe. Ihre Gesichtsfarbe ist fahl, fast gelblich. Die Augen sind dunkel umschattet, der Mund geöffnet, der Kopf zur Seite geneigt.
Der alte Herr mit dem schönen Gehstock sitzt neben ihr, schaut mich an, schaut meine Mutter an.
Ich finde heute nicht die rechte Muße für Mutter. Ich bin schnell gelaufen, bin auch innerlich unruhig, hatte viel zu tun.
Nun entdecke ich den kleinen Spielzeugbär, jemand hat ihn hoch oben auf den Garderobenständer gesetzt.
»Da, nimm –«, sage ich zu Mutter, die eben aufgewacht ist.
Ein Pfleger bittet mich in die untere Abteilung der Station, um Mutters Konto zu regeln. Sie braucht Geld für Auslagen: Frisör, Fußpflege, Badeseife usw.
Es dauert eine Weile, bis ich zurückkomme. Da finde ich die beiden alten Leute ins Spiel vertieft mit dem kleinen Bären. Herr P. hält ihn nun, läßt ihn auf seinem Tisch hin und her gehen, dann nimmt er von seiner Schokolade, die ich vor ihn hingelegt hatte, hält es dem Bären vor das Schnäuzchen und sagt: »Das kriegt der jetzt zu essen!« Mutter schaut ihm andächtig zu, nickt ernst und zustimmend.
Ich bin dann sehr schnell weggegangen, hatte vor Ladenschluß noch Besorgungen zu machen.

6.3.1987

Genügend mit mir selbst beschäftigt, ist meine Mutter eine Weile aus der Mitte meines Denkens gerückt. Einige Zeit, viele Tage, habe ich überhaupt nicht an sie gedacht. Jetzt, wo ich wieder von mir wegdenken kann, bin ich darüber erstaunt.
Es tut mir leid. Gestern, als meine Kinder nach ihrer Großmutter fragten, habe ich mich mit Beschämung dabei ertappt, daß ich von ihr sprach, als lebte sie nicht mehr. Unbewußt erzählte ich, statt von ihrem Befinden zu berichten, kleine Begebenheiten aus ihrem Leben, sprach von ihrer flinken Art, den Haushalt zu erledigen, ihrer Freude, spazierenzugehen.
Es ist mir nahegegangen, daß sie in meinem Bewußtsein nicht mehr der Mensch ist, der dort oben in dem Pflegeheim auf dem Stuhl sitzt und nicht mehr wahrnimmt, als das, was unmittelbar geschieht: Essen, Schlafen, Gepflegtwerden.
Ich suche nach einer Entschuldigung: Im Ski-Urlaub hatte ich den Arm gebrochen. Übereilte Rückreise. Klinik. Schmerzen. Daheim dann diese eisige Kälte, Schnee und Glatteis – es war zu gefährlich, mit dem Gipsarm über die Straße zu gehen.
Alles Ausflüchte. Ich weiß es.
Wenn ich es wirklich gewollt hätte, wäre ich auf irgendeine Weise zu Mutter gelangt. Hätte ich nicht glücklich sein können, eine Mutter zu haben, die mich tröstet in meinem Pech?
Sie versteht nichts.
Vielleicht wäre sie erschrocken vor dem eingegipsten Arm?
Sie versteht nichts.
Ich schelte mit mir. Schwanke zwischen Mitleid, Ungeduld und Beschwichtigung.
Habe eben mit der Pflegerin telefoniert. Nichts Besonderes, hat sie gesagt. Ihre Erkältung ist besser geworden. Und dann, zögernd: »Es ist doch ein bißchen schlechter gewor-

den. Sie ißt wenig, nur Frühstück. Und sie will sich auch nicht füttern lassen.«
Nun sitze ich hier an meinem Schreibtisch und denke nach, den eingegipsten Arm auf einem Kissen, ein Glück, es ist der linke: Der zeitliche Abstand, vier Wochen etwa, hat den inneren Abstand zu meiner Mutter vergrößert. Fast, als wäre sie schon tot. Als ich jede Woche, auch oft zweimal in der Woche, zu ihr ging, hatte ich keine Angst vor diesen Besuchen.

8.3.1987

Sie hat meinen Gipsarm überhaupt nicht wahrgenommen. Anfangs war ich für sie nur einer der Besucher, die an ihr vorübergehen, denen sie artig die Hand gibt.
Sie ist im Gesicht recht eingefallen, ihr weißes Haar hängt unordentlich, als ob sie mit den Fingern darin wühlen würde. Auf ihrer Stirn entdecke ich viel mehr Falten als zuvor. Ihre Hand ist feuchtwarm.
Sie hat einen Teil ihres blauen Kleides über den kleinen Tisch heraufgezogen. Ich richte ihr Kleid, drücke ihre Hand, die heute wieder auf die Tischplatte klopft.
Kein Gespräch bringe ich heute mit Mutter zusammen. Sie wirkt verwirrter als vor vier Wochen. Nur angefangene Worte höre ich.
Nachdem ich ihre Wangen gestreichelt habe, wird sie lockerer. Ich nehme den kleinen Plüschbären, versuche ein Spielchen mit ihr, aber sie geht nicht darauf ein. Plötzlich geht ein Lächeln über ihr Gesicht, sie streckt mir ihre Hand entgegen und sagt: »Du bist ein Engel!«
Ganz deutlich sagt sie es und lacht glücklich.

21.3.1987

Viel zu lange ist es her, daß ich bei ihr war, denke ich. Mutters Augen spiegeln nichts, als ich vor ihr stehe. Ihr Gesicht ist voller, besser durchblutet als neulich. Es gelingt mir kein Gespräch mit ihr.

Eine junge Schwester kommt, betreut eine Frau, die auch hier sitzt, füttert sie, spricht mit ihr. Aber mit einem Ohr hört sie mir zu, und wir haben eine kleine Unterhaltung, der Mutter nicht folgen kann. Es beginnt, als Mutter meinen gelben Wollschal bewundert.

»Ja«, sagt die Schwester, »es ist erstaunlich, sie vergißt alles, sie weiß wenig, aber wenn sie Farben sieht, ist sie ganz glücklich. Ich hatte da neulich eine grüne Bluse an, da hat sie sich so gefreut! Sie kann zwar die Farben nicht benennen, aber sie sagt dann: Das ist schön! Das paßt gut zusammen! Eigentlich«, fährt die Schwester fort, »ist sie lieb, nein, bösartig ist sie nicht. Aber – sie kann schon zuhauen – und wie! Wenn ich ihr abends die Zahnprothese herausnehmen muß, das ist fast ein Kampf! Ich muß sie überlisten mit allen Tricks, und oft gelingt es nur, wenn jemand ihre Arme festhält. Aber – es muß doch sein, sie könnte sich ja nachts verschlucken, und ich versuche es auch mit Spaß. Nein, sie klopft nicht mehr soviel mit der Hand auf den Tisch, aber dafür zieht sie sich aus. Also – gestern hatten wir sie eben fertig angezogen, und sie saß hier. Ich habe mich anderen Patienten zugewandt. Als ich mit Herrn P. zurückkam, der doch immer hier neben ihr sitzen möchte, da hatte sie alles zerrissen – aber auch alles! Pullover, ihr Hemd, das lag ganz dort drüben im Flur, sie hatte sich ihren Rock von oben bis unten aufgerissen – nur die Strumpfhose war noch ganz, na, die kriegt sie ja nicht runter – und sie rief ganz verzweifelt: Ich friere! Ich friere!«

Die junge Schwester erzählt es mir mit heiterer Gelassenheit. Sie ahmt ein bißchen mit ihren Händen und ihrem Körper nach, wie das nach ihrer Meinung zugegangen ist: Ritsch – Pullover! Ratsch – und weg das Hemd, und wie Mutter mit

den Armen um sich geschlagen hat, als sie spürte, daß sie nichts mehr anhatte.
Es klingt aus dem Mund der Schwester ohne Vorwurf, ohne Ärger, es ist wohl auch nichts Ungewöhnliches für sie.
»Aber dann«, sagt sie, »als ich mit Herrn P. am Arm nun hier stand, da hat er ganz entsetzt auf ihre Mutter geschaut sie war ja obenrum völlig nackt – er hat sich geschüttelt, ganz ängstlich hat er mich am Arm weggezogen und gesagt: Ach, bloß fort von hier – nehmen Sie mich bloß hier weg!!«
Daß wir beide, die junge Schwester und ich, herzlich miteinander lachen über ihre Demonstration dieser kleinen Szene, das haben wir beide nicht als Spott empfunden oder als Unzumutbarkeit oder als Schadenfreude, keine Peinlichkeit haben wir damit ausgespielt.
In all dem Jammer hier war die Regung des alten Herrn, der immer sehr korrekt gekleidet ist und der gern die angebotene Schokolade mit Mutter teilt, doch ganz natürlich. Für ihn ist meine Mutter eine gebildete Mitbewohnerin, mit der er – auf ihrer beider Weise – ein Gespräch führt, auch das Essen gelegentlich teilt, aber eine nackte alte Dame, das führt doch zu weit!
Für mich als Besucher ist es ganz erfrischend, wenn die jungen Schwestern, Helferinnen und die Pfleger ihren Humor behalten bei ihrer schweren Aufgabe, die verwirrten alten Menschen zu betreuen. Es hilft ihnen auch gewiß selbst, diese Atmosphäre des unendlich langsamen Verfallens der ihnen anvertrauten Patienten täglich auszuhalten.
Ich verabschiede mich. Nach mehrmaligen vergeblichen Versuchen gelingt es Mutter, meine Kußhand zu erwidern.
Nun schaue ich, wie üblich, in Mutters Zimmer nach der Bettnachbarin. Sie liegt reglos, unverändert.
Aber nun stockt mein Fuß. Auf dem Bett meiner Mutter liegt eine weißhaarige alte Frau. Für Sekunden zweifle ich an mir, sitzt Mutter denn nicht draußen, und ich habe eben ihr weißes, kinnlanges Haar gestreichelt?
Leicht verunsichert gehe ich die wenigen Schritte zurück, nein, meine Mutter sitzt in ihrem Stuhl. Ich gehe vorbei,

suche nach einer Schwester, um zu fragen, ob Mutter jetzt in einem anderen Zimmer untergebracht ist, obwohl ihr Name noch an der Tür steht. Ich finde im Moment kein Personal, gehe an Mutter vorüber, nicke ihr zu. Da streckt sie mir mit ausdruckslosen Augen die Hand entgegen und sagt: »Da kommt ja noch jemand!«
Sie hat mich längst vergessen. Ich bin ein Besucher, der vorübergeht wie andere.

2.4.1987

Ehe mich Mutter heute von ihrem Stuhl aus sehen kann, habe ich ein Gespräch mit einer jungen Frau, die ihre alte Tante im Rollstuhl den Gang auf und ab fährt. Wir haben schon früher gelegentlich miteinander gesprochen. Sie kommt aus einer entfernt liegenden Stadt in Abständen von mehreren Wochen, um hier ihren Besuch zu machen.
»Ihre Mutter«, sagt sie, »hat sich doch seit meinem letzten Besuch recht verändert. Es ist weniger geworden – früher konnte ich mich noch mit ihr unterhalten, sie lacht doch so gern, das war für mich eine Entspannung. Meine Tante hört mich nicht mehr, sie versteht auch nichts mehr. Ich denke, die beiden sind etwa im gleichen Alter.«
»Ja«, sage ich, »ich schaue stets auch in das Zimmer Ihrer Tante, die Tür steht ja offen und führt auf den kleinen Flur neben dem Zimmer meiner Mutter. Aber ich kann ihr Gesicht nie sehen. Sie sitzt ganz zusammengekrümmt in ihrem Rollstuhl.«
»Immerhin«, sagt die junge Frau, »kann Ihre Mutter noch ein wenig am Leben teilnehmen. Und der Herr P., der immer hier im Flur neben ihr sitzt, der unterhält sie. Aber – er kann auch ziemlich böse sein –, manchmal schlägt er sie –.«
Ich bin ganz erstaunt, gehe nun zu Mutter, die mich mit leeren Augen ansieht.
»Das ist schön von Ihnen«, sagt sie. Nun folgen einige halbe

Worte, halbe Sätze ohne Zusammenhang. Ich halte ihre Hand fest, die wieder klopft und klopft, ich streiche über ihr Haar. Kein Gespräch kann ich mit ihr anknüpfen.
So bleiben nur die eingelernten Spielchen: Hand-auf-Hand-auf-Hand. Das macht ihr Freude, sie lacht hellauf.
»Ruhe!« donnert Herr P. dazwischen.
Mutter nimmt keine Notiz davon.
Ich nehme den Spielzeugbären, necke sie ein bißchen damit, so, wie man ein Kleinkind zum Lachen bringt.
»Was ist das?« fragt sie, als ob sie das Spielzeug nie gesehen hätte. Aber es lockt ihr Lachen hervor.
»Halt die Klappe!« ruft Herr P.
»Ach, lassen Sie nur«, beruhige ich ihn, »Lachen ist besser als Weinen.«
»Also nun noch ein Schokolade-Spielchen, eins für dich«, sage ich zu Mutter, »eins für Herrn P. und eins für den kleinen Bären.«
Aus dem Silberpapier der Schokolade falte ich wieder ein schönes breites Armband, lege es ihr um das Handgelenk.
»Schön«, sagt Mutter, »alles Gold, alles echt!«
Betont heiter verabschiede ich mich ringsum. Blicke folgen mir.
Im dritten Stuhl sitzt die Kettenraucherin. »Gell«, ruft sie, »Sie habe net e Zigarettche für mich?« Ich verneine freundlich.
Im vierten Stuhl an der Glaswand sitzt eine Frau, die ich bisher noch nicht gesehen habe. Sie hat ihren Rock bis zur Brust hochgezogen, eine Hand hineingewickelt und streichelt mit der anderen Hand darüber. »Ei«, sagt sie, »du bist doch meine Kleine, mei Huschelche.«
Als die Glastür hinter mir zuschwingt, gehe ich zum Flurfenster, stehe noch eine Weile und schaue hinunter in den kleinen Park. Dort sind die Krokusse aufgeblüht, gelb und lila. Das ist draußen, das ist meine Welt, in die ich nun wieder hineingehen kann.
Und hinter meinem Rücken – ist das noch Welt? Noch Leben? Es ist ein Panoptikum, denke ich.
Panoptikum? Eine Schausammlung.

Panoptikum: Sehenswürdigkeiten, fällt mir ein.
Mein Gott, – rufe ich mich zur Ordnung. Verzeih mir, mein Gott! Sie leben, sie leben auf ihre Art. Auf Deine Art, wie Du es willst, Herrgott.
Willst Du das so? Und warum willst Du, daß sie so weiterleben, noch weiter in den blütenweißen Kissen liegen ohne Denken, ohne Sprache, nicht mehr fähig zu gehen, sich selbst zu ernähren?
Mein Gott – ich frage Dich – waren es nicht in manchen Fällen die Menschen, die diese Menschen zum Weiterleben zwangen? Die Medizin. Die Ärzte. Angehörige, die um jeden Preis das Sterben des geliebten Menschen verhindern wollten?
Oder – die alle Möglichkeiten der modernen Medizin ausgeschöpft haben wollten: Aufbauspritzen, künstliche Ernährung, Tropfflasche, einen Herzschrittmacher, der nun weiterklopft und klopft und nicht aufhören kann zu klopfen, weil es die ärztliche Ethik verbietet, ihn wegzunehmen?
Mein Gott, denke ich, läßt Du diese Menschen hier Jahre um Jahre liegen, flach weiteratmen in einem Niemandsland, weil Du uns prüfen willst?
So prüfst Du auch mich, mein Gott.
Wenn ich das Haus verlassen habe, ich weiß es, wird sich mein ganzes Denken wieder vorwärts richten, auf meine Welt, auf Blumen, Sonne, Blüten, auf meine Wünsche, die aus den Schaufenstern der Geschäfte mich anspringen.
Und ich verdränge dieses Altenheim, diese letzte Station.
Und ich weiß es, nach einigen Tagen rufst Du mich, mein Gott, und ich kann mich nicht wehren, ich muß kommen, hierher, muß alle diese Bilder der Vergangenheit, der Sterbenden in ihren Betten ansehen, die Türen stehen offen – und ich werde gehorsam sein, lächeln, sanft sein, ich werde streicheln, sprechen, gütig sein, ohne Abscheu anfassen die zierlichen Hände meiner Mutter, ihre eingefallenen Wangen unter den dunklen Augenringen streicheln.
Warum, mein Gott, warum legst Du mir diesen langen Abschied auf?
Warum mir?

13.4.1987

Nichts gelingt mir heute mit Mutter. Kein Erkennen. Kein Gespräch. Sie sagt nur wirre, angefangene Sätze ohne Zusammenhang. Unruhig ist sie. Mehrere Patienten sitzen heute hier, sprechen vor sich hin. Besucher gehen vorüber.
Als ich Schokolade aus meiner Tasche nehme, schauen alle gierig zu. Ich verteile die schon fertigen Stückchen ringsum.
»Mir auch«, sagt Herr P.
Mutter nimmt mit spitzen Fingern, dankt, ißt.
»Nimm noch eins«, sage ich. Aber sie versteht es nicht. Ich nehme ihre Zeigefinger, tippe auf die Schokolade. Nichts regt sich in ihr.
Die Unruhe im Raum hat ihre Aufmerksamkeit schon erschöpft, ihre Denkfähigkeit eingeschränkt. Ich verabschiede mich.
Kein Kußhändchen erwidert sie.
Aus ihrem Blick, aus ihrem Sinn.
Der Pfleger gibt mir auf meine Bitte das dicke, rote Foto-Album mit, in dem ich vor Monaten noch mit ihr geblättert habe, Erinnerungen in ihr geweckt habe, die nun auch in Mutters Denken ausgelöscht sind.
Keine Vergangenheit mehr, keine Zukunft. Und ihre Gegenwart verengt sich immer mehr – eine Straße, ein Weg, ein Pfad –, wann wird es dunkel werden in ihr?
Als ich den Stift aus der Hand lege, nachdenklich den Kopf in die Hände stütze und dann mein Griff zu meinem kleinen Radio geht, um mich abzulenken, braust ein Schwall von Orgelmusik über mich hin, der Schluß eines großen Werkes reißt mich zurück aus meinen Aufzeichnungen über meine Mutter.
Es ist wie eine Antwort: Gut. Beruhigend.

23.4.1987

Wenn ich meinen heutigen Tag überdenke, bleibt vieles zurück, besser gesagt, es tritt zurück: ein sonniger Morgen, ein fröhliches Tennisspiel, ein später Nachmittag im Garten voller Sonne und dann einige Stunden an meinem Schreibtisch mit der Vorbereitung für eine kommende Lesung – alles helle Stunden.
Und doch tritt alles zurück vor der Stunde, die ich mit Mutter verbracht habe. Als ich danach aus dem Altenheim trat, hätte ich weinen mögen. Und ich schäme mich, daß ich beim Heimkommen zu F. gesagt habe, ›mir ist ganz elend zumute‹.
Scham? Warum?
Ich sollte endlich stärker werden. Mich nicht mehr verstören lassen.
Mutters Anblick tat mir weh. Als ich vor ihr stand, sie mich mit großen erschreckten Augen ansah, überkam mich eine Welle von Liebe, von Zuneigung, von Mit-Leiden. Sie ist verändert. Noch hielt sie meine Hand fest, sagte einige angelernte – so scheint es mir – wohlerzogene Worte: Das ist schön. Guten Tag. Aber in ihrem Gesicht regte sich nichts.
Ich blieb stehen und betrachtete dieses veränderte Gesicht, weiße Haut, an den Schläfen sah ich dunkle Stellen wie von einer Prellung. Ich strich darüber, aber die Haut war glatt, ich fühlte nur die bläuliche Äderung, die leicht hervortrat. Ihre Stirn war in angestrengte Falten gelegt, vier, fünf übereinander, und ich rügte mich innerlich für diese sachliche Feststellung; die Wangen waren eingefallen, um den Mund herum drängten sich viele Falten.
Aber die Augen. Ihre Augen hingen an meinem Gesicht. Weit offen. Wie ein dunkelbrauner, stiller See lag die Iris im Weiß. Ihr schneeweißes Haar, in der Mitte gescheitelt, fiel kinnlang zu beiden Seiten herab, gerade abgeschnitten.
Ich legte ihre Hand auf den Tisch, nahm mir einen Stuhl.

Nun saß ich vor ihr und konnte nicht aufhören, dieses verwandelte Gesicht zu betrachten.
Unbewegt sah mich Mutter an. Ich streichelte ihre Wangen, ihr seidiges Haar, da nickte sie und sagte: »Danke, danke.« Aber in ihren großen starren Augen bewegte sich nichts.
Ich muß nachschlagen, wann ich Mutter das letzte Mal gesehen habe. So viele Tage sind vergangen seit meinem letzten Besuch?
Tage mit Sonne, mit Freunden, Geburtstage, Reisen, alles so ausgefüllt, holterdipolter weggesprungen alle Stunden, auch gearbeitet im Haus und eingekauft in der Stadt und am Schreibtisch gesessen habe ich, vorgearbeitet für die Termine meiner Kolumne in der Zeitung – und zwischendurch habe ich gedacht: Später besuche ich Mutter, sie wird mich nicht vermissen, denn sie hat mich längst vergessen, erinnert sich an nichts.
So saß ich, und die Pflegeschwester brachte Mutter Kaffee und ein Kuchenstück. Das aß sie mit großem Behagen, sie trank und sagte: »Guut! Kaffee ist so gut!« Nichts anderes sonst.
Aber ihre Augen. So unnatürlich weit aufgerissen unter der gefältelten Stirn, diese Augen ohne einen Funken des Verstehens.
»Ich gehe heute mit dir spazieren«, sage ich, »ich fahre dich in den Park.« Die Pflegerin hilft ihr in den Rollstuhl, legt eine Decke über Mutters Knie.
»Schön«, sagt Mutter, zeigt auf ihre dicken Filzschuhe, »alles selbstgemacht«, sagt sie, und ich nicke. Nun spricht sie viel und zusammenhanglos, Unverständliches. Der Aufzug, der untere Flur, die Straße, der kleine Park – sie spricht Silben, die ausdrücken sollen, was sie sieht und fühlt.
Ich verstehe es – seit Monaten ist sie nicht aus dem Haus gekommen, den langen Winter nicht, und nun hat sie vergessen, wie das alles zu benennen ist: Tulpen, Osterglocken, Grün, Bäume, Gras.
Ich sage es vor, aber es gelingt selten, die Worte richtig zu wiederholen.

Also lausche ich, höre zu, was sie sagt, und ahne, was sie damit ausdrücken will. Ich fahre sie um den kleinen Park, einen Weg, den ich seit Jahren mit ihr gegangen bin, früher, sie freut sich, blickt hierhin, dahin.
Aber ihr Gesicht bleibt eine Maske. Die Haut wird leicht rosig unter der Luft. Aber die Augen spiegeln keine Regung, bleiben groß aufgerissen, der dunkle See von Weiß umrandet. »Ich friere«, sagt sie, zieht die Ärmel ihres Pullovers über die Finger.
Wieder oben angekommen, sitzt sie in ihrem Sessel, ißt drei Stück Schokolade. Herrn P., der neben ihr sitzt, finde ich ebenfalls sehr verändert, bleich, auch er hat dunkelfleckige Haut. Sein sonst gepflegtes Haar steht wild um seinen Kopf.
Zwei Frauen, die ich zuvor noch nicht gesehen habe, streiten laut miteinander. Eine von ihnen wippt mit ihrem Rollstuhl weg vom Tisch.
»Ei, wo willste dann hin?« ruft die Nachbarin und angelt sie mit ihrem Gehstock wieder zurück.
Mutter schaut mich unentwegt an. Still. Stumm. Wie aus dem Nichts. Als ich gehe, ruft sie: »Komm bald wieder!«
Hat sie mich doch erkannt? Vielleicht tief innen spürt sie doch Verwandtes mit mir.
Die Pflegeschwester hält mich auf. »Können Sie ihr nicht so etwas wie einen Jogginganzug bringen?« sagt sie.
Die Schwester ist jung. Für sie ist das ein ganz gängiges Wort für einen Freizeitanzug. »Es wäre gut«, sagt sie. »Aber nichts darf dran sein. Möglichst keine Knöpfe, keine Taschen, kein Reißverschluß – sie zerreißt doch alles, sie zieht sich dauernd aus, ich weiß nicht mehr, was ich ihr anziehen soll.«
Durch das Frühlingsblühen gehe ich langsam zu meinem Wagen zurück. Ich bin traurig. Traurig und beschämt.
Ich müßte öfter kommen.
Ich müßte täglich zu ihr kommen.
Sie weiß nichts von dir, sagt eine andere Stimme in mir, jetzt schon hat sie alles vergessen, den Park, die Blumen, die Schokolade und auch dich.

Ich bin egoistisch, schelte ich mich. Es gibt Tage, wie die eben vergangenen, die so voll von prallem Leben sind, da vergesse ich sie. Habe gelegentlich einen Gedanken an sie, schiebe ihn weg.
Manchmal denke ich darüber nach, wie erleichtert ich sein werde, wenn sie gestorben sein wird.
Heute begreife ich, daß es trotz meines Wunsches, daß ihr Leben – Leben? – nicht mehr lange währen möge, daß es doch ein Schmerz sein wird, meine Mutter zu verlieren, die nichts mehr weiß von Mutterschaft, von Verwandtschaft, von Tochter-Mutter-Beziehung.
Es ist meine Mutter. Meine Mutter, die mich unter Schmerzen geboren hat.

10.5.1987/Muttertag

»Wenn du noch eine Mutter hast, so danke Gott und sei zufrieden. Nicht jedem auf dem Erdenrund ist dieses Glück beschieden!«
Das ist ein Spruch, den meine Mutter uns vorsagte, wenn wir Kinder ihr zum Muttertag Blumen brachten. Der kleine Vers ging mir heute nicht aus dem Sinn.
Mir scheint es, als ob ›Muttertag‹ bei meinen eigenen Kindern keine Rolle mehr spielt, das heißt, vielleicht werden sie durch Funk und Fernsehen oder aus Zeitungsartikeln an diesen Tag erinnert. Aber das wird auch wieder beiseite geschoben wie ein altmodisches Relikt.
Ein verspäteter Anruf, hallo, wie geht es, keine Zeit auch immer – und das akzeptiert eine Mutter, die selbst mit beiden Beinen im Leben steht, und das andere Kind lebt weit im fremden Ausland, dort weiß niemand etwas vom Muttertag – und auch das hat die Mutter schon im vorhinein akzeptiert.
Und für den Mann, dessen Mutter längst tot ist, ist die Frau, bin ich eben nicht die Mutter, nur die Mutter der gemeinsa-

men Kinder, also kein Grund zum Blumenschenken, für eine kleine Überraschung.
Ach, was soll's, derlei Gedenktage sind ›konsumorientiert‹, so heißt es doch, eine Erfindung der Blumengeschäfte.
Es ist aus der Mode gekommen, der Mutter wirklich mit einem lieben Wort ›danke‹ zu sagen, ach nein, keine Geschenke wünsche ich mir, kein Blumenarrangement.
Sentimentalität?
Ich bin mit diesem schönen, altmodischen Vers in Gedanken zu meiner Mutter gegangen. Kaum trat ich in den Flur, hörte ich sie husten, laut, mühsam, und als ich vor ihr stand, hatte sie die Hände vor das Gesicht geschlagen und weinte.
Auf meine erschreckte Frage, was ist, Mutti, warum weinst du, sagte sie: »Ich weiß doch überhaupt nicht, wo ich bin!«, und sie sah mich ganz verstört an.
Die Pflegeschwester beruhigte mich. »Es ist nichts«, sagte sie, »sie weint nur, weil sie husten mußte.«
Es war eine so einfache Erklärung. Ich mußte es so annehmen. Ich streiche Mutter über das Haar, über die Hände. Ihre Fingernägel sind wieder abgebrochen. Daran erkenne ich ihre Unruhe, ihre Rastlosigkeit, mit der sie auf die Tischplatte klopft und über das Holz kratzt.
Ihr Gesichtsausdruck verändert sich von Woche zu Woche, die Haut ist mit braunen Flecken übersät, und ihre Augen sind dunkel umschattet.
Nun stellt sie sich doch auf mich ein, sie lacht, freut sich. Halbe Sätze reiht sie ohne Beziehung aneinander. Es ist, als ob das, was kreuz und quer durch ihren Sinn schießt, nur ab und zu haftet, aber sofort vergessen ist, ehe sie es ganz ausgesprochen hat. So lasse ich ihre wirren Reden kommen, ich nicke, sage ja, dann nickt sie, sagt ja.
Kein Wort meines Dankes dringt in die schwache Helligkeit ihres Geistes. Ich kann sie nur ansehen und mir vorstellen, wie sie war, als ich Kind war: eine umsichtige, flinke, fröhliche, kleine Person, die keine Strenge verbreitet hat, meine Mutter, die Mütterliche, Sorgende, Warme, Gebende.
Ich kann ihr nur Liebe geben. Nur?
Schwer ist es, mir vorzustellen, daß sie mich in der kleinen

Mietwohnung im 4. Obergeschoß des dunklen Hauses geboren hat. Jetzt ist sie mein Kind geworden, dessen Tränen ich trockne, das ich tröste. »Du mußt keine Angst haben«, sage ich, »es ist doch alles gut, und es ist alles in Ordnung.« Sie schaut mich an wie ein Kind. »Alles in Ordnung«, wiederholt sie brav und nickt.
Nichts begreift sie mehr, keine Blumen, keine Umgebung, nicht einmal sich selbst. In dem grauen, warmen Jogginganzug sitzt sie mir gegenüber, das gestickte Emblem American Sport-Club auf der linken Seite der Jacke. Ich muß lächeln über diese Diskrepanz zu ihrem Gesicht, dem schlohweißen, langen Haar – aber meine Heiterkeit gefällt ihr. Sie nimmt meine Hand, drückt sie fest und sagt: »Wenn ich dich nicht hätte, könnte ich glatt einpacken!«
Nun lachen wir beide über diesen ihren unerwarteten Geistesblitz.
»Ich gehe nun wieder«, sage ich, »gleich gibt es Abendbrot, die Schwester macht schon alles zurecht.«
»Winke, winke«, sagt sie, »– und komm bald wieder.«
Sie erkennt mich also. Oder ich bin nur der vertraute Mensch. Nicht Tochter bin ich, und sie weiß nicht, daß sie meine Mutter ist.
Muttertag. Wenn du eine Mutter hast – denke ich. Ich bin dankbar, daß sie noch ist.

12. 6. 1987

Ehe ich heute den Stift aufnehme, um meine Aufzeichnungen fortzusetzen, blättere ich zurück.
Ein Monat ist vergangen, fast einen Monat lang war ich fort von hier, weit im Ausland, in Portugal und in Spanien.
Fast einen Monat lang ganz neue Eindrücke, die Flugreise nach Lissabon, dann fast dreitausend Kilometer im Wagen durch ein dem üblichen Touristen fast unbekanntes Portugal, einige Zeit in Spanien, wieder in Portugal. Ich bin über-

laden von Neuem, von Landschaften, Burgen, Palacios, Dörfern, von Städten, von Reichtum an Farben, von großer Armut, in der ein Teil der Menschen lebt, von Hektik, Besuchen in Kunstgalerien, Kirchen, Klöstern –.
Jetzt, hier an meinem Schreibtisch, liegt alles Erleben noch nicht hinter mir, es verfolgt mich, die Bilder füllen meinen Kopf randvoll – ich bin noch voller Unruhe. Auch der Klimawechsel – aus einem wochenlangen strahlenden Hoch mit Hitze in ein graues, regnerisches heimatliches Tief, und alle Anspannung, Anstrengung sind noch nicht in mir abgeklungen.
Einen Monat fern von daheim – fern von meiner Mutter.
Als ich gestern langsam das Treppenhaus des Altenzentrums hinaufstieg, klopfte mein Herz. Nicht der geringen Anstrengung wegen. Wie werde ich meine Mutter vorfinden? Beim Zurückkommen von der Reise hatte ich rasch die angesammelte Post durch meine Hände gleiten lassen. Kein amtliches Schreiben fand ich dabei.
Da ich für diese Auslandsreise mich als ›nicht erreichbar‹ verabschiedet hatte, aber zur Vorsicht alle Formalitäten für einen plötzlichen Tod meiner Mutter in die Wege geleitet hatte – hätte in diesem Fall eine Nachricht vorliegen müssen. Vor dieser Reise hatte ich alles geordnet. Ein gutes Bestattungsunternehmen übernimmt alle Pflichten, wenn man es wünscht.
Hatte ich eine Nachricht gefürchtet? Oder gar erhofft?
Streng prüfe ich mein Empfinden. Habe ich ein einziges Mal während dieser intensiven Studienreise wirklich an meine Mutter gedacht? Ihr Gesicht erinnert?
Ich weiß es nicht.
Meine Mutter ist nicht mehr meine Zuflucht in Stunden der Not und der Unruhe. Im nachhinein, in dieser Stunde, in der ich mich wieder ganz den Aufzeichnungen zuwende, erschreckt es mich: Ich will es nicht wahrhaben, aber eigentlich ist Mutter schon weit weg von mir.
In einer anderen Welt. Allein diese Stunden der Niederschrift meiner Gedanken sind Einkehr bei ihr. Es wird immer stärker eine Art stummer Zwiesprache mit meiner

Mutter. Ich erzähle ihr, was ich noch weiß aus meiner Kindheit, als sie voll Liebe für mich gesorgt hat und ihre Wünsche und Gedanken mich begleitet haben.
Was ich gestern antraf, war mehr als zuvor ein Mensch, dem wohl meine Liebe gilt – aber kein Erinnern ist mehr in ihr. Kein Aufblitzen an Erkennen, kein Du, keine Nachfrage. Ich wußte es ja, ich habe geahnt, daß es wieder weniger sein würde an Kontaktfähigkeit als vor einem Monat.
Wenn ich in mir forsche, sitzt tief unter der Freude, sie lebend wiederzusehen, eine Trauer. Selbst reif genug geworden, auch das ganz reife, erfüllte Leben eines alten Menschen, meiner Mutter, zu begreifen und es zu würdigen, habe ich nun kein Echo mehr.
Ich kann nicht mehr fragen, wie war das, als du so alt warst wie ich. Wie bist du mit diesem und jenem Erleben fertig geworden. Ich bin traurig, daß ich nie mehr aus ihrem Munde etwas über mich selbst erfahren kann aus der Fülle des gemeinsamen Erlebens. Und ich bin traurig, daß ich ihr nichts aus meiner großen, bunten lebhaften Erinnerung an Kindheit und Familie geben kann, sie erheitern kann, ihre Erinnerung hervorlocken, mit ihr lachen kann.
Ich würde ihr von einem Schreck meiner Kindheit erzählen, als wir beide gemeinsam entdeckt hatten, daß mein Goldfisch verschwunden war. Das runde Glas, das am offenen Fenster stand, war leer. Wir beide beugten uns aus dem Fenster, tief hinunter in den engen Hof blickten wir – vier Stockwerke, sagte Mutter –, ihre Stimme klang gepreßt vor Schreck, sie hatte angstvoll den Arm um mich geschlungen, als ob sie mich bewahren müßte –.
Und über die Trauer, daß er nun gewiß dort unten im Hof lag – tot –, siegte ein bißchen die Lust, uns vorzustellen, wie mein Goldfisch aus dem Glas gesprungen ist, in die Höhe, in die Sonne, in die Luft – in die Tiefe. Tot nun.
Und wir beide, Mutter und ich, wir würden uns erinnern, wie wir damals geweint haben und zugleich gelacht haben und wie die Aussicht, einen neuen Goldfisch zu bekommen, meine Tränen getrocknet hat.
Gestern habe ich vor Mutter gesessen und ihre Hand gehal-

ten. Ich betrachte ihr Gesicht, das schmaler geworden ist. Keinen Kontakt finde ich zu ihren Augen. Nun zeigt sie auf meine Zähne und sagt: »So weiß.«
Ich bin ganz still geblieben, habe keinen Versuch gemacht, ihr klarzumachen – ich bin deine Tochter, du bist meine Mutter. Ich streiche über ihre Wangen. Das mag sie.
Sie lächelt dankbar.
So beruhige ich mich selbst. Eine Weile hänge ich meinen Erinnerungen nach.
Weißt du noch, denke ich, weißt du noch, daß du so gern in deinem kleinen Garten gearbeitet hast? Tulpen, Primeln – und später – die Erdbeeren?
Jeden Tag durfte ich mir ein Schälchen Erdbeeren holen. »Eigene Ernte«, hast du voll Stolz gesagt.
Anfangs denke ich es nur in Mutters Augen hinein, dann aber spreche ich es aus: »Weißt du noch, daß du aus dem Kern einer Weinbeere im Blumentopf an deinem Fenster eine ›Weinpflanze‹ gezogen hast? Später hast du sie zu uns gebracht. Sie wird mir zu groß, hast du gesagt, nehmt sie zu euch! Wir haben sie an die Südmauer der Garage gepflanzt. Und es wurde ein Weinstock daraus, hat sich ausgebreitet über die Mauer, daß wir ein Lattengerüst bauen mußten, um die Triebe festzubinden – erinnerst du dich, Mutti? Und du meintest bei jedem deiner Besuche, es müßten ja nun endlich mal Trauben dort wachsen.«
So halte ich ihre Hand und spreche alles aus, und Mutter hört, aber in ihrem Gesicht bewegt sich nichts, sie hört meine Stimme, nun lächelt sie. Sie weiß nichts mehr von ihrem Leben.
Nun klopfe ich fröhlich auf ihre Hände – Hand-auf-Hand-auf-Hand, pitsche-patsch, da lacht sie laut auf wie ein Kind, und der alte Herr P., der immer neben ihr sitzt, dreht sich empört um und sagt: »Halt die Klappe! Immer lacht die so!«
Aber das hört Mutter auch nicht, und ich lache mit ihr.

15.6.1987

Wenn ich meine Augen schließe, um meine Gedanken zu sammeln nach dem heutigen Besuch bei meiner Mutter, sind es weniger die Bilder, die vor mir aufsteigen. Vor allem höre ich Geräusche.
In die Stille des Flurs hinein klirrt leises Absetzen von Tassen, ein Löffel klirrt. Vier der mir nun bekannten Bewohner der Pflegeabteilung sitzen beim Nachmittagskaffee. Ich bleibe stehen, betrachte die Szene. Weiß gedeckt ist der Tisch, an dem zwei Frauen und ein Mann sitzen. Nur Mutter hat, wie auch eine andere Frau am Ende der Reihe, auf ihrem kleinen Stuhltisch das Kaffeegeschirr vor sich: einen Teller mit trockenem feinem Rührkuchen, einen Henkeltopf mit Milchkaffee. Eben kommt die Schwester und räumt das Geschirr ab. Noch immer stehe ich im Flur, Mutter hat mich noch nicht gesehen. Nun klopft sie leicht mit der linken Hand auf den Tisch.
Frau H., die neben ihr sitzt, beginnt leise zu singen, mit ganz hoher dünner Stimme, die Melodie geht in leises Weinen über, so ein langes, fadendünnes, schmerzliches Ziehen.
Frau K., die hinter deren Rücken sitzt, ruft: »Macht doch auf – mir ist ganz heiß, und ich möcht' doch dort am Geländer runter, die Zeitung, ja – das mach mal.«
Herr P. ruft: »Ruhe! Fängt die schon wieder an zu singen und zu weinen – Ruhe! – das hält mer ja nich aus!«
Die sehr alte Frau im Rollstuhl zwischen beiden ißt, trinkt, nickt, schweigt.
»Hilfe! Hilfe!« ruft Frau H. nun, sie fleht es ganz leise, wie ein sehr kleines Kind voller Angst.
Warum ich das beschreibe? Wäre es nicht leichter, das alles einfach wegzuschieben? Es zu vergessen?
Bilder und Stimmen. Ich gestehe, sie verfolgen mich gelegentlich.
Werde ich auch eines Tages hier sitzen, nichts mehr erinnern, nicht mehr Zeit und Raum kennen, mich abgelöst haben von meinem Selbst?

Noch immer bin ich nicht stark, nicht sicher genug, das Schicksal ohne Furcht zu erwarten, das mir bestimmt ist und nicht das meiner Mutter sein muß.
Heute ist der 91. Geburtstag meiner Mutter. Sie weiß nichts davon. Sie sieht mich an, dann betrachtet sie die Blumen.
»Geburtstag? Ich?« sagt sie, macht große Augen. Streckt mir die Hand entgegen.
»Ich gratuliere auch«, sagt sie und freut sich.
Nicht anders als vor einem Jahr, denke ich.
Was für eine Stunde heute. Nichts gäbe es eigentlich darüber zu berichten. Von Sekunde zu Sekunde hat sie Frage und Antwort vergessen.
Ich frage, sage aufs neue dasselbe, und dasselbe geschieht, die gleichen Worte wiederholt sie, auf jede der ihr gewohnten Fragen folgt die gleiche Antwort – ein Abfragspiel, denke ich.
Ich bin ungerecht, und es ist häßlich, so zu denken. Nun essen wir zusammen Torte. »Schmeckt gut?« – »Schmeckt gut.« Noch gebe ich es nicht auf. Ich will ihr Freude bereiten. Ich versuche, ihre Erinnerung zu wecken.
»Grimma?« frage ich. Dort hat sie vierzig Jahre lang gewohnt. Meine Geschwister und ich sind dort geboren.
»Grimma«, sagt sie gehorsam wie ein Kind.
Geburtstag und Blumen bewundern und fragen und die Wiederholung einzelner meiner Worte – es ist ein Spiel, sofort vergessen, nichts blitzt auf.
»Ruhe!« ruft Herr P. »Immer lacht die bloß!«
»Es ist doch Geburtstag«, sage ich, »da muß man doch fröhlich sein.«
»Na, wenn schon«, sagt er, »das hält man doch nicht aus!«
Ich sitze vor Mutter, bin nachdenklich. Aber Mutter ist nicht traurig. Ich schweige. Sie nickt. Nun entspannt sich ihr Gesicht. Halbe Sätze sagt sie. Einzelne Worte. Ich nicke nur. Ich begreife, daß sie nicht festhalten kann, was ihr durch den Kopf schießt.
Ich schaue sie an. Streichle sie. »Gut«, sagt sie – so weich! Nun lasse ich ihr Zeit, bin ganz ruhig. Schweige zu ihren wirren Worten.

»Hallo!« Aus irgendeinem Zimmer ruft eine Frauenstimme.
»Hallo – wo bist du?« fleht Frau H. mit ganz dünner, hoher Stimme, »wo bist du?«
Eine seltsame Sanftheit überkommt mich. Meine Mutter hat heute Geburtstag. Vor 91 Jahren hat ihre Mutter sie geboren. Das war meine Großmutter.
Meine Großmutter ist für mich nur in einer einzigen Erinnerung lebendig. Mit gestärkter weißer Schürze stand sie hinter dem Ladentisch der eigenen Metzgerei und reichte mir ein Stück Mohnkuchen über die Theke. Sie beugte sich weit vor, und ich stand auf Zehenspitzen neben meinem Puppenwagen aus lila Spangeflecht.
Nur das, einzige Erinnerung.
Aber da sprüht noch etwas auf in meinem Nachdenken: blaue, weiße, blauweiße knisternde Funken! Ich stand vor dem Bett meiner Großmutter, sie saß hoch aufgerichtet, ihr rechtes Bein hing leicht über der Bettkante, sie nahm aus einem schwarzen Köfferchen ein gläsernes Ding, das einen schwarzen Griff hatte. Und plötzlich sprangen diese Knisterfunken auf in dem gläsernen, halbrund geformten Ende des Instruments, und sie hielt das Bläulichgläserne an ihr rechtes Knie, fuhr damit hin und her –.
Ich starrte gebannt auf die gefangenen Funken, dieses Sprühen, wußte nicht, sollte ich näher kommen oder weglaufen.
»Das ist ein Elektrisier-Apparat«, sagte meine Großmutter.
Viel mehr weiß ich nicht? Nicht ihre Stimme kann ich erinnern, nicht ihre Hände.
Noch der Grabstein auf dem Friedhof. Diese helle Marmorwand, in deren Mitte aus einem kupfernen Bildnis dünne grüne Streifen herunterliefen, sich in dem Stein verzweigten. Eine Frau war auf dem Relief dargestellt, sie kniete und hielt ihre Hände um einen kleinen eingepflanzten Zweig. Und diese Wand mit den aufgesetzten Metallnamen der vor ihr verstorbenen Familienangehörigen, auf der nun auch der Name meiner Großmutter stand, diese Wand fand ich

schön, weil sie aus hellem Stein war, nicht so düster wie andere Wände in der Reihe aus schwarzem Marmor.
Herzklopfen weckte in mir nur das Wort ›Gruft‹.
»Das ist eine Gruft«, sagte meine Mutter. Sie goß die Blumen auf dem kleinen Beet, und ich durfte nicht singen und nicht hüpfen und nicht rennen, wie ich es am liebsten immer tat.
Meine Großmutter. Ein schönes Foto von ihr habe ich noch. Sie war, wie man so sagt, eine stattliche Frau. Über das fein ondulierte Haar hatte sie stets ein zartes Haarnetz gespannt.
Die Mutter meiner Mutter.
Und meine Mutter hat heute Geburtstag, sie wurde heute geboren. Ich bin das Kind, das meine Mutter geboren hat.
Und während meine Mutter mich stumm anschaut und Ruhe in ihre dunklen Augen einkehrt, eine liebevolle Sanftheit – sehe ich die Reihe vor mir: meine Großmutter, die der Großvater Mama nannte, obwohl sie doch Bertha hieß und nicht seine Mama war. Einfach falsch kam mir das vor als Kind.
Mama, das war doch meine Mutter, die mein Vater nie Mama nannte, was ich richtig fand, aber daß er sie nie beim Vornamen nannte, immer nur ›du‹ sagte oder ›die‹, wenn er zu uns, seinen Kindern von ihr sprach, das konnte ich nicht verstehen. Dabei hat meine Mutter doch einen so schönen Namen: Martha.
Nun muß ich hellauf lachen in meiner Erinnerung an meine Kindheit am 91. Geburtstag meiner Mutter, weit entfernt von der alten Kinderheimat Sachsen, hier im Altenzentrum Wetzlar. Ich lache, meine Mutter lacht mit mir, weil ich lache, und sie weiß nicht, warum.
War es denn für meine Mutter ein Anlaß zum Lachen, als mein Vater ein einziges Mal in meiner Gegenwart den Vornamen meiner Mutter aussprach? Er sagte: »Martha –«, und als hätte er sich bei einer Ungehörigkeit ertappt, rief er gleich: »Martha, Martha, du entschwandest –.«
War es Spaß oder Spott? Hätte ich es als Kind unterscheiden können? Würde meine Mutter jetzt mit mir darüber lachen können? Würde sie sich erinnern?

Ich muß mir vorstellen, daß meine Mutter ein neugeborenes Kind in den Armen ihrer Mutter war. Vor 91 Jahren.
Ich stelle mir vor, daß ich ein Kind in den Armen meiner Mutter war – und doch kann sich kein Mensch an die Stunde seiner Geburt erinnern.
Erst hier beginnt meine eigene Erinnerung: Die Stunde der Geburt meiner Tochter. Mein Kind in meinen Armen.
Und die Stunde der Geburt meiner Enkeltochter, der Tochter meiner Tochter? Die bleibt in meiner Erinnerung nur ein ersehnter Telefonanruf aus dem Ausland. Und das sagte mir die junge Mutter eine Stunde nach der Geburt selbst: »Hallo! – Eine Tochter! – Alles o. k., Mami!«
So sehe ich mich heute als ein Glied in einer noch überschaubaren Kette: fünf Generationen. So mittendrin ich: Die Tochter meiner Mutter, die zum Kind geworden ist und zu der ich tiefe mütterliche Gefühle empfinde: Gutes zu tun, Liebe zu zeigen, sie zu beruhigen.
Ich – auch die Mutter meiner Tochter und ihr nahe in einer schwierigen Zeit im Ausland, in einer Welt des Umbruchs einer neuen Generation – und noch bin ich die Großmutter meiner Enkeltochter, eines sehr selbstbewußten kleinen Menschen, der mich nicht Großmutter nennt, sondern Nana.
Was für eine Stunde am Geburtstag meiner Mutter! Allein mit ihr. Ihre Enkelkinder im Ausland. Kein Familientag war möglich.
Bin ich traurig darüber? Was hätte das für ein Tag sein können, denke ich, wenn sie alle gekommen wären, die Blutsverwandten alle und die angeheirateten Frauen und Männer, die Vettern und Kusinen meiner Generation, die Enkel und Neffen –.
Niemand hat ihr geschrieben zum 91. Geburtstag.
Ich war allein mit ihr. Traurig? Ja und nein. Es war eine wunderbare Stunde mit ihr. Ganz lieb haben wir einander angeschaut. Sie war sehr ruhig geworden, gütig, liebevoll, ohne es aussprechen zu können.
Und für mich war es eine Stunde der Einkehr. Ich bin dankbar dafür.

27.6.1987

Ich hatte meinen breiten, geflochtenen Strohhut mitgenommen, ihn vorsorglich in den Wagen gelegt, ehe ich wegfuhr, und hatte mir etwas ausgedacht: Erst wollte ich Mutter oben in ihrem Zuhause – ihrer Wohnung? – ihrem Flur? – dem Altenzentrum – so zögere ich bereits beim Schreiben, ich wollte sie besuchen, dort, wo sie jetzt wohnt, und kein passendes Wort finde ich dafür.
Wohnen, das heißt, in seinen Möbeln sein, mit seinen gewohnten Sachen, also den Dingen, mit denen zusammen man wohnt, an die man gewöhnt ist – so verflochten sind Worte und deren Sinngehalt.
Nichts trifft zu: Einzig aus Mutters Wohnung blieben zwei dunkelgrüne Polstersessel übrig, als das Alleinwohnen nicht mehr möglich war, als die Gewöhnung an die täglichen Handgriffe abbröckelte, sie vergeßlich wurde und in ihrer verlorengegangenen Zuverlässigkeit sich selbst gefährdete.
Diese beiden Sessel wanderten aus ihrer Wohnung in das kleine Apartment im 3. Stockwerk des Altenzentrums, später in die Pflegestation dieser Etage, und mit ihr nun in die vierte, die letzte Station.
Zu eng ist hier ihr Zwei-Bett-Schlafraum für einen Komfort von zwei behäbigen Polstersesseln. Aber sie stehen im Tagesraum allen zur Verfügung. Dort, wo das Fernsehgerät steht, das ich gelegentlich höre, aber niemand sitzt im Zimmer – dort entdeckte ich eines Tages die bequemen und geliebten Sessel meiner Eltern, da die Tür zum Flur stets geöffnet ist.
Als ich vor einem Jahr, zu Mutters 90. Geburtstag, dort mit ihr Kaffee getrunken habe und sie noch Freude am Besuch ihres Sohnes und ihrer Schwiegertochter hatte, die aus München gekommen waren, da habe ich vergeblich versucht, ihre Erinnerung an ihre Wohnung, an ihren Mann, an unseren Vater zu wecken: »Siehst du die grünen Sessel, Mutti – es sind deine Sessel – und Vati hat drin gesessen?« – »Ja«, hat sie gesagt, aber kein Erkennen blitzte in ihren Augen auf.

Jetzt wohnt Mutter hier im Zimmer Nummer 403.
Das heißt, dort steht ihr Bett, das ich nur erkenne, weil auf dem hohen Bord darüber das große, gerahmte Foto von der goldenen Hochzeit meiner Eltern steht.
Was für ein schönes, freundliches Paar sitzt da an der gedeckten Tafel mit dem bunten Blumenschmuck! Ich sollte es bei meinem nächsten Besuch einmal herunternehmen und es Mutter zeigen. Wird sie sich erinnern? Wird sie unseren Vater erkennen?
Mutter wohnt, so empfinde ich es, seit zwei Jahren auf dem Flur. Das klingt hart. Aber es bedeutet: heraus zu sein aus der Isolation eines Zimmers. Flur, das sind Mitbewohner, ist ein ständiges Kommen und Gehen von Besuchern, von Pflegern, von jungen Schwestern, es ist Bewegung, ein Ansprechen, ein Verfolgen aller Verrichtungen des täglichen Ablaufs in der Station.
Ist das ihr Zuhause?
Ich muß mir Mühe geben, muß versuchen, mich in die geistige Verfassung meiner Mutter zu versetzen. »Geht es dir gut?« frage ich. – »Ja, es geht mir gut.« – »Hast du einen Wunsch?« – »Einen Wunsch«, sagt sie. Brav wiederholt sie einen Teil meiner Frage. Aber denkt sie auch den Inhalt? Ich weiß längst, daß es müßig ist zu fragen, ob sie gut schläft, ob sie gegessen, getrunken hat, ich könnte jede beliebige Frage dieser Art stellen, was ich bereits in der Fragestellung impliziere, ihr vorgebe, also gut, oder was auch immer, das bejaht sie brav, verneint es nun nicht mehr, denn es würde einen Denkprozeß beanspruchen, dessen sie nicht mehr fähig ist. Dann sagt sie: »Das weiß ich nicht.«
Im Überlesen meiner Zeilen kann ich mir einen gewissen Tadel nicht ersparen. Mir scheint, als ob ich anfange, den Zustand meiner Mutter klinisch zu sezieren, allein mit dem Verstand zu erklären.
Bin ich gefühllos geworden?
Meine Mutter, die nicht mehr weiß, daß sie meine Mutter ist, die mich nicht mehr als ihre Tochter erkennt, die keinen Zeitbegriff mehr hat, meine Mutter, die brav ißt und trinkt, was ihr vorgesetzt wird und, nachdem das Geschirr von ih-

rem kleinen Stuhltisch abgeräumt worden ist, schon nicht mehr weiß, daß sie getrunken und gegessen hat – meine Mutter lebt hier in dieser kleinen Welt, die sich in ihrem Bewußtsein immer mehr verengt. Sie wohnt nicht hier im gebräuchlichen Sinn, es ist nicht ihr Zuhause, denn nichts um sie herum ist mit ihr aufgewachsen, ihr lieb und vertraut geworden durch das Wohnen, das Gewöhnen, es ist nicht ihr ›Haus‹ – und auch das schöne alte Wort, das davon abzuleiten ist, ›hausen‹, als im Haus sein, das hat, wer weiß warum und seit wann, das hat seine heimelige Wärme verloren, ist ein böses Wort geworden, das an Unordnung oder gar an Zerstörung erinnert.
Ist diese, ihre Umgebung eine Klinik? Nein, gewiß nicht. Unten an der Straße steht die eindeutige Bezeichnung dieses Hauses sichtbar für jedermann: ALTENZENTRUM.
Es ist ein kaltes Wort. Zentrum, das heißt: Mittelpunkt. Und das ist richtig. Ein Gebäudekomplex ist es, in dem alte Menschen wohnen. Alte Menschen leben. Alte Menschen dahindämmern, dahinsiechen – ein Siechenhaus, ein Lebenszentrum und ein Sterbezentrum. Und Leben und Sterben, das ist gleich: Empfinden, Gefühl aller Art – und das Wort ›Zentrum‹ ist ein Begriff der Geometrie.
Ich kann nicht loskommen von dem Sinn der Worte. Auch alt, das Alter, das ist auch: gut, warm, Erfahrung. Im Zusammenhang mit ›Zentrum‹ wird auch das zur Abstraktion. Altenzentrum ist damit an den Rand des Negativen gerückt.
Was für Gedanken, wenn ich so Mutter gegenübersitze und schweigend ihre Hände streichle. Könnte man kein besseres Wort finden?
Altenheim. Feierabendheim. Lebensruhe-Heim. Ich erinnere mich an eine Bezeichnung, die in Frankreich gebräuchlich ist für das Haus der letzten Station: ›l'hôtel Dieu‹.
Gottes Hotel. Dahin bringt man die Sterbenden, die Moribunden, dort werden sie von opferbereiten Schwestern und Pflegern betreut bis an den Rand des Lebens und über die Schwelle gehoben, nach der den Menschen das erwartet, was er erhofft: Erlösung von allem Übel, von allen Schmer-

zen, mit offenen Armen aufgefangen zu werden, in Sanftheit weitergeleitet nach einem verheißenen Paradies. Oder auch in das Nirwana, das Nichts zu stürzen oder was dieser Mensch am Ende seiner irdischen Tage auch fürchtet: in das Dunkel zu fallen, in bodenlose, dunkle Angst vor einem Ort der Bestrafung, aus der es keine Wiederkehr gibt.
Noch manches Wort, manche Bezeichnung für Altenzentrum fällt mir ein. Aber mein Verstand verwirft es. Weder Ende noch Frieden, noch Trost, weder Ruhe, Heimkehr oder Stille dürfte mit einem Namen verbunden sein für ein Haus, in dem alte Menschen noch leben: Alles zu Sanfte muß bedrücken, muß an das Unvermeidliche erinnern, den Tod, den alle, die hier versammelt sind, ersehnen oder fürchten oder in Gelassenheit, in Zuversicht erwarten.
Müßte in einem solchen Wort nicht vor allem auch ein Stück Bejahung enthalten sein für die letzte Strecke des Lebens? Altsein muß doch nicht nur heißen: Traurigsein, nur noch nach innen schauen, nur Vergangenheit beschwören, nur Vorbereiten auf den Tod.
Welcher Mensch weiß denn, wann sein Lebensweg endet? – Mitten im Leben sind wir vom Tod umfangen –.
So sinne ich dem Ort nach, der meiner Mutter Wärme, Schutz, Nahrung und Pflege gibt, finde mich unversehens wandeln tief im Garten der Philosophie mit seinen verzweigten Wegen.
Mein Strohhut blieb im Wagen liegen. Mein Vorsatz, Mutter im Rollstuhl im kleinen Park auf und ab zu fahren, blieb nur ein Wunsch. Sie schien mir heute verwirrter als sonst. Dunkle Ringe um die Augen, das Gesicht sehr verschattet unter dem weißen Haar, das mir zu lang erschien, sie wehend umrahmte, in ihrem neuen hellgelben Jogginganzug kam sie mir vor wie aus zwei völlig unpassenden Teilen zusammengesetzt: Jugendlichkeit und Greisenalter.
Ich erinnerte mich, daß Mutter noch nie Sonne vertragen hat, daß sie eine weiße, empfindliche Haut hat, die nie bräunen wollte, daß Mutter alle Sonne aussperrte daheim – »Ich vertrage es nicht«, so hat sie oft gerufen –, und drau-

ßen brüllte heute ein lang ersehnter plötzlicher Sommer mit 32 Grad im Schatten.
Sie vermißt es nicht, beruhige ich mich selbst. Ich würde sie vielleicht nur quälen. Es ist besser für sie, hier im Kühlen zu sitzen.
Ich weiß nicht, wie lange ich vor ihr gesessen habe, ohne zu sprechen, tief in meine Gedanken versunken. Ich habe ihr meine Gegenwart gegeben, meine Zärtlichkeit. Sie hat mich angesehen. Und dann sagte sie leise: »– und jetzt warte ich auf meine Ursel!«
Ich habe sie nicht mehr mit den Fragen gequält, in der Hoffnung, sie würde es mir nun endlich einmal bestätigen, daß ich ihre Tochter bin und ganz nahe bei ihr bin.

3.7.1987

»Du bist hier! Komm, setz dich!« So empfängt mich Mutter heute, aber kaum bin ich weggegangen von ihr, nur wenige Schritte, um mir einen Stuhl zu holen und höre noch ihre Worte »Sehnsucht«, »so gewartet«, die sie halblaut spricht, so ist im Moment, als ich mich dann zu ihr setze, alles Erinnern oder Wiedererkennen weg.
Höflich spricht sie mich mit »Sie« an, bewundert meine Bluse, meinen bunten Rock. Ich lasse sie gewähren. Ich versuche, den Zusammenhang zwischen ihren Wortfetzen und dem Schweigen herzustellen, das Zerbrochene und die stummen Teile aneinanderzufügen, bin still, will ihr nur meine Gegenwart geben.
Heute trägt sie ein schönes dunkelgrünes Kleid. Eine gute Farbe zu ihrem langen weißen Haar.
»Sollte man es nicht ein wenig kürzer schneiden?« frage ich die junge Pflegerin.
»Ach«, sagt sie, »wir drehen es nach dem Waschen immer auf, dann fällt es so schön. Oder wir nehmen es am Hinterkopf zusammen, binden einen Faden um den Zopf.« Sie holt

eine Bürste, kämmt Mutter das Haar glatt, läßt es durch ihre Finger gleiten. »Wissen Sie«, sagt sie zu mir, »neulich hatte der Frisör es mal ein Stück abgeschnitten – so.« Sie zeigt mit flachen Händen die Höhe an Mutters Ohren an. »Ich kann Ihnen sagen, da sah sie aus wie Pik As – das hat uns überhaupt nicht gefallen!«

Mutter schaut, versteht nichts, aber da ich fröhlich lache über Schwester Michaelas Worte, lacht sie mit, und sofort kontert Herr P., der neben ihr sitzt wie immer: »Lach nicht so blöd!« sagt er, »immer muß die lachen!« Er guckt sie ganz böse an, aber Mutter versteht nicht, was er sagt.

Heute möchte ich Mutter im Park spazierenfahren.

»Gut«, sagt Schwester Michaela. »aber ich will sie erst trokkenmachen.« Sie zieht Mutter geschickt an beiden Händen hoch, geht selbst rückwärts und führt Mutter in ihr kleines Bad.

Warum scheue ich mich, zuzusehen, wie ihre Vorlagen gewechselt werden? Das Empfinden, es könnte meiner Mutter peinlich sein, obwohl mein Verstand sagt, daß sie es nicht wahrnehmen würde – dieses Empfinden, eine Intimsphäre zu verletzen, ist stärker als die innere Stimme, die mahnt: Du müßtest es wissen, wie man es macht, jeden Handgriff. Und auch der Vorwurf mahnt mich: Es wäre eigentlich deine Pflicht, es zu tun, wenn du sie zu betreuen hättest.

Wie würdest du damit fertig werden? Immer nur siehst du die Nachmittagsseite, die Schauseite, die angenehme Seite.

Ich höre nur die beruhigende Stimme der Pflegerin durch die offenen Türen, und dann sitzt sie im Rollstuhl, und ich fahre Mutter über den Flur zum Aufzug.

Nun ist kein Wort mehr nötig. Mutter findet alles fein und gut. Die Damen, die auf den Bänken sitzen, begrüßt sie winkend. »Na, meine Herrschaften?« sagt sie. Alle blicken fröhlich auf. Die meisten kennen wohl meine Mutter.

Eine Dame mittleren Alters, eine Besucherin, kommt uns auf dem Hauptweg entgegen. Sie reicht Mutter die Hand, und zu mir gewendet sagt sie: »Ich habe ihr neulich Erdbeeren mitgebracht. Ich besuche meine Schwester in der glei-

chen Station, die ist ganz gelähmt!« Dann umarmt sie Mutter ganz herzlich. »Ach«, sagt sie, »ich muß sie einfach mal drükken, sie ist so lieb, alle haben sie lieb!«
Mutter ist heute sehr wach. Sie sieht mehr als sonst: das Grün, rote Blumen, den Springbrunnen. Ich pflücke einige Gänseblümchen, das spricht sie mir nach: »Gän-se-blüm-chen«, und auf dem Weg um das Rondell füge ich noch zwei Efeublätter, ein Leberblümchen und einen weichen Nadelzweig hinzu. Sie strahlt, den kleinen Strauß in der Hand ist sie glücklich. Stehenbleiben. Sehen. Ich lasse ihr Zeit.
Vor dem Haupteingang, dem wir nun wieder zustreben, treffen wir einen Mann, wohl keinen Heimbewohner. Er bleibt stehen, gibt ihr die Hand. Mutter hält seine Hand fest, schüttelt sie, er sagt ein paar freundliche Worte zu ihr, sie lachen beide.
»Wir kennen uns«, sagt der Mann zu mir. Da zieht Mutter seine Hand an sich und küßt sie.
Der Mann lächelt, überläßt ihr seine Hand. »Na«, sagt er freundlich, »so vornehm sind wir ja nicht! Sie will immer Gutes tun«, sagt er zu mir. »Alle mögen sie gern.«
Ich sitze an meinem Schreibtisch, und beim Schreiben sind mir alle diese kleinen Szenen wieder vor Augen.
Es war eine schöne Stunde mit Mutter. Sie ahnt nicht, daß ich mit dem heutigen Besuch mir selbst eine Freude bereitet habe. Heute begreife ich überhaupt nicht, warum ich oft erst einen Widerstand überwinden muß, um Mutter zu besuchen, und daß ich Furcht empfinde, vor diesem langen, langsamen Absterben ringsum.

17.7.1987

Hübsch angezogen sitzt Mutter artig in ihrem Lehnstuhl. Sie reißt die Augen weit auf, als ich komme, in dem schmalen, blassen Gesicht wirken sie unnatürlich groß, wie erschreckt.

Ehe ich mich zu ihr setzen kann, kommt ein Pfleger auf mich zu. Er macht ein bedauerndes Gesicht.
»Es tut mir leid«, sagt er, »aber es ging nicht anders, wir mußten ihr das Haar abschneiden!« Er sagt es so, als müßte er sich bei mir entschuldigen. »Sie hat«, fährt er fort, »sich das schöne lange Haar ganz verknotet und dann ausgerissen!«
Ich schaue Mutter an. Sie blickt mich an, ohne Verständnis zu zeigen, ob sie mich erkannt hat oder ob sie vielleicht unser kleines Gespräch gehört hat.
»Es tut ja auch weh«, sagt der Pfleger, nimmt eine kleine Strähne seines kurzen Haares in die Hand und zieht daran, wie um mir zu demonstrieren, daß es weh tun könnte.
Ich beruhige ihn. »Es ist alles recht«, sage ich, »ich bin sicher, daß es notwendig war, und ich weiß, daß Mutter hier gut betreut wird.«
Was für ein verändertes Gesicht! Das weiße Haar, auf Streichholzlänge gekürzt, steht eigenwillig um ihren Kopf. Sie wird sich gewehrt haben, denke ich. Vielleicht hat sie das Haar auch so verwickelt und verfilzt, daß kein Kamm half, es glatt zu machen. Ich will nicht darüber grübeln, ob in ihren großen Augen deswegen noch eine Verstörung zu erkennen ist – ich weiß, daß sie alles Geschehene sofort wieder vergißt. Also wird auch das vergessen sein.
Halbe Sätze ohne Zusammenhang sagt sie. Ich bin ein fremder Besucher.
»Du warst beim Frisör?« frage ich. Sie schaut mich an.
»Ja«, sagt sie. »Nein«, sagt sie, fügt einige Worte an, die ich nicht verstehe. Keine meiner Fragen kommt heute an.
Schokolade essen, das versteht sie. »Schmeckt gut!« sagt sie. Mit dem Pappschächtelchen der Schokolade beschäftigt sie sich, schiebt es hin und her.
»Hier«, sage ich, »Schokolade, nimm doch!«
Nichts. Sie schaut mich an. Ich nehme ihren Zeigefinger, tippe das Stückchen an. Nichts. Kein Lächeln heute. Kein fröhliches Lachen.
Ich bin bestürzt. Immer die gleichen Worte. Die gleichen, wenigen Gesten. Der gleiche Verlauf. Oder auch gar nichts. Wie heute.

Sie klopft nun mit der flachen Hand auf ihren Tisch, hat mich vergessen. Frau H. weint wieder ganz leise mit hoher Stimme, oder singt sie? Herr P. nörgelt: »Es zieht hier, immer zieht es! Ich will meine Jacke!«
Mutter ist weit weg in ihrer stillen Welt, zu der ich keinen Zugang habe.
Ich nehme einen Stift aus meiner Tasche, lege ihn vor sie hin. »Was ist das?« frage ich. Keine Reaktion. Sie klopft und tappt mit beiden Händen auf ihrer Tischplatte, berührt dabei den Stift, ohne ihn irgendwie zur Kenntnis zu nehmen. Ich nehme ihre rechte Hand, lege den Stift hinein. Verständnislos schaut Mutter auf mich, läßt ihn fallen.
So ruhig ich noch war, so schwer fällt es mir nun, ruhig zu bleiben. Ich weiß, daß diese Alzheimer-Krankheit ein fortschreitender Prozeß ist, daß die Verfallserscheinungen zunehmen werden. So heißt es klinisch. Aber heute erschreckt es mich.
Sollte sie kein Gefühl mehr in den Fingern haben? Und was weiter?
Ich drücke ihr wieder den Stift in die Hand, schließe ihre Finger darum. Irgendwo muß doch noch eine Erinnerung in ihr zu wecken sein, denke ich. Vielleicht könnte man den Prozeß aufhalten, wenn man die Fähigkeit übt, so denke ich, und eine verzweifelte Unrast springt mich an. Diese großen Augen. Nichts bewegt sich. Iris und Pupille nur ein einziges dunkles Loch im Weiß.
Ich drehe das Pappschächtelchen aus der Schokoladenpakkung um, halte ihre Hand mit dem Stift ganz fest und sage: »Schreib!«
»Schreib: Martha Krüger!«
Nichts geschieht.
»Wie heißt du?« frage ich.
Ich bin streng. Ich bin traurig und suche nach einer Bestätigung meiner Hoffnung.
»Martha«, sagt sie. Ich wiederhole es, füge ihren Nachnamen an. »Martha Krüger«, spricht sie mir nach. Ganz ernst und gesammelt ist ihr Gesicht.
»Schreib!« sage ich. »Schreib: Martha Krüger.«

Sie hält den Stift allein und fest genug. Irgend etwas steigt aus ihrem Vergessen auf. Wirklich beginnt sie zu schreiben, ganz unten am Rand des Kartons: ein großes, steiles, nach rückwärts gelehntes M, sie setzt ab, murmelt wie ein Kind, das sich den ersten Schreibversuch abringt: »M-m-artha.« Nun zwei steile, spitze Striche dazu, sie holt tief Luft – »Krüger« murmelt sie, das K rutscht auseinander, dann fügt sie, ohne abzusetzen, viele einzelne senkrechte Striche an, bis der Karton zu Ende ist.
Nun lacht sie ein bißchen, läßt den Stift fallen. Sie freut sich wie ein Kind, das eine schwierige Aufgabe gelöst hat.
Ich verabschiede mich. Höflich reicht sie mir die Hand. »Kommen Sie wieder«, sagt sie, blickt auf die Fingerringe aus Silberpapier, mit denen ich ihre Hände geschmückt habe. Hat mich vergessen.
Ich gehe sehr langsam die Treppe hinab. Bin unzufrieden mit mir. Warum habe ich Mutter gequält? Ich konnte mir doch denken, daß sie nicht mehr schreiben kann. Was habe ich von dieser erzwungenen Übung? Mir zu beweisen, daß es Stufe um Stufe abwärts geht mit Mutter? Abwärts. Was für eine Vorstellung. Sei nicht traurig, denke ich. Nimm es einfach hin. Sie weiß ja nichts von ihrem Verfall.
Verfall? Das ist negativ. Hier ist es eine Rück-Entwicklung. Aus dem Säuglingsalter zum Kind, zur Frau, Mutter, Witwe, Großmutter, Urgroßmutter, nun zurück, wieder Kind und alles vergessen, oder besser: alles wie noch nie geschehen: Jugend, Ehe, Geburten, der Tod des Mannes. Nicht Ortswechsel mehr, Flucht, Krankheiten, Entbehrungen. Nicht Freude an Kindern, Enkeln, am Urenkel.
Bald wird sie sein wie ein Säugling, sie wird liegen, gefüttert werden, mit ihren Fingern spielen.
Wo begann die Umkehr? Wo war der Höhepunkt ihres Lebens? Ihr großes Eins-Sein mit dem Leben? Wann war ihre Zeit: Jetzt bin ich in der Mitte, zufrieden, stark und sicher?
Das Treppenhaus scheint heute kein Ende zu nehmen. Ich gehe Stufe um Stufe hinab, bleibe an jedem Fenster stehen,

schaue in die dichtbelaubten großen Bäume drüben, deren Äste sich im Wind bewegen.
Steige ich von jetzt ab auch nur noch abwärts wie Mutter? Hat auch meine Umkehr schon begonnen? Zeichen von Müdigkeit vielleicht? Ein Anflug von Resignation?
Beim Ausgang empfängt mich ein Schwall großer sommerlicher Wärme. Feuchte darin. Würziger Duft aus den Büschen, den Blumenbeeten. Der Himmel tiefblau mit einigen eilenden Wolkenfetzen.
Dort drüben steht mein Wagen. Wie ein Backofen innen, denke ich. Alles öffnen, Fenster, Schiebedach, nun den Ventilator an. Ich reihe mich sicher und zügig ein in den Verkehr, gebrauche alle meine Sinne, Aufmerksamkeit, Kraft und Umsicht ohne Anstrengung.
Ein Hochgefühl überkommt mich.
Ich atme ganz tief aus und ein und blicke voraus.

24.7.1987

So einfach ist das: Du bist heute wieder im Altenheim gewesen, bist die Treppe hinuntergegangen, leichtfüßig, hast die Tür hinter dir zugezogen, und vor dem Haus empfing dich dein Tag, deine Welt. Dein ist die Sonne, das Grün, das Blühen, du gehst die Straße hinunter und bist wieder Mensch unter Menschen.
Ist es wirklich so leicht? Kann ich das einfach zurücklassen, was ich eben gesehen und erlebt habe? Abstreifen wie ein lästiges Kleidungsstück, mich aus der Beklemmung einfach befreien? Ich schließe die Augen. Denke zurück an die Stunde, die ich heute bei meiner Mutter verbracht habe.
Wem davon berichten, wie ich sie heute fand, mit zerrauftem Haar, wie sie sich die Kleider zerrissen hatte, die Vorlagen zerfetzt, inmitten von Watteflocken und Schmutz saß, halbnackt – in wenigen unbeaufsichtigten Minuten hatte sie sich selbst so zugerichtet.

Will es jemand hören von mir, daß sie bitterlich geweint hat? »Ich möchte sterben!« – so hat sie mich angefleht, »warum bin ich nicht gestorben!« hat sie gerufen, und »die haben mich vergessen – ich will sterben«, – daß sie meine Hände hielt und wimmerte: »Ich möchte wieder heim zu euch!«
Eigentlich möchte niemand so etwas hören oder lesen. Jeder fühlt sich damit an sein eigenes Schicksal gemahnt: Wie werde ich sein im hohen Alter?
Ich bin verstört. Nicht Vergessen suche ich. Nur ein andres Denken. Auch dieser hilflose Mensch, seiner Sinne nicht mehr mächtig, er gehört zu meinem Leben.
Ich habe Mutter getröstet. Ich bin bei ihr geblieben, bis sie sich wieder beruhigt hatte.

15. 8. 1987

Heute erreichte mich ein Brief einer Freundin, der mich sehr nachdenklich gestimmt hat:

»Wir Mütter, die wir mit dem Großwerden unserer Töchter leben und dabei noch selbst Töchter sind – was kommen uns da oft für Gedanken, Probleme und Sehnsüchte in den Sinn. Lebt Deine Mutter noch in diesem von Dir beschriebenen Zustand?
Nach so einer Zeit des Zurückgehens aller Kräfte ist es ja dann wirklich ein Heimgehen.
Die ärztliche Kunst kann da wirklich unmenschlich sein, wenn man noch von Kunst reden darf, es ist eher ein Handeln an einem Objekt und dabei das Vergessen, daß menschliches Leben seine Würde hat, auch im Sterben. Ich lehne aktive Sterbehilfe absolut ab. Aber ich bin doch der Meinung, daß ein Teil des ärztlichen Handelns in der Sterbebegleitung liegt.
Aber nun hat dieses Leben Deiner Mutter Dich zum Nachdenken gebracht und Dir den Tod so nahe vor Augen ge-

führt. Wir Mütter müssen bei allem Glück, das uns die Kinder geben, so unendlich viel tragen und ertragen, ganz allein und für uns, mit niemanden teilbar – einfach nur unseren Töchtern zu helfen, ihnen Wege zu öffnen, sie zu unterstützen, ihnen Lebenserfahrung zu vermitteln, spürbar, ungesagt, so hat Deine Mutter für Dich noch Gedanken angeregt, die Du vielleicht in dieser Weise nie gehabt hättest.
Also hat sie Dir auch da noch einen mütterlichen Dienst getan, oder?
Mögest Du es in diesem Sinne verarbeiten können –.«

23.8.1987

Ich vergleiche das Datum meiner letzten Eintragung in diesen Aufzeichnungen einer Zeit, die einen großen Anspruch an mich stellt.
Ich denke nach – über ein Monat ist vergangen, vorbeigerauscht. Nein, ich habe meine Mutter nicht vergessen in diesen Wochen, die turbulent mit dem Besuch der Familie angefüllt waren.
Wenn ich ehrlich bin, habe ich die schönen Verpflichtungen des wochenlangen Besuchs der Kinder als wohltuende Entschuldigung genommen, mich für eine Zeit freizumachen vom Kummer um Mutter, ihn tief ruhen zu lassen.
Oder war der Schock zu groß, sie so verwirrt, halbnackt und außer sich zu sehen, wie am Tag meiner vorletzten Eintragung? Habe ich deshalb einen Besuch vermieden?
Ich sammle mich. Versuche, versäumten Schlaf nachzuholen, innere Erregung loszuwerden, manche Probleme beiseite zu schieben.
Immer sind ein Blatt Papier und ein Stift meine Rettung. Das Suchen nach Klarheit, nach dem alten Kurs oder dem Mut zur Korrektur des alten Kurses, zu neuem Denken – es ergibt sich unter dem Schreiben. Ohne Zwang folgt mein Stift meinen Gedanken. Das hilft mir.

5.9.1987

Zwischen zwei Besuchen, die ich nicht vermerkt habe, traf mich ein neuer Schock.
»Es geht nicht mehr«, sagte mir die Oberschwester des Altenheims am Telefon, »Ihre Mutter zerreißt alle Kleider, jedes Nachthemd, sie zieht sich aus, sie zerfetzt alles mit unerwarteter Kraft. Wir müssen eine Lösung finden.«
»Tabletten?« frage ich. »Sollte man sie dämpfen?«
»Nein«, sagt die Oberschwester, »dann ißt sie nichts mehr, nein, das geht nicht.«
»Sollte man ihre Arme nachts vielleicht in leichte Hülsen stecken«, frage ich, »so, wie man es mit Kindern macht, die Windpocken oder einen Ausschlag haben und die man so vor dem Zerkratzen schützt?«
»Nein«, antwortet sie, »das wäre in diesem Fall inhuman. Aber wir beschaffen völlig geschlossene, steril zu reinigende Anzüge, in denen sie Arme und Beine frei bewegen kann für tags, und für nachts Schlafsäcke, also Krankenschlafsäcke mit Trägern, die am Gitter festgebunden werden, aber so groß sind, daß sie sich darin frei bewegen kann. Wir müßten Sie aber mit dieser Ausgabe belasten – wären Sie einverstanden?«
Ich fand die Lösung gut. Aber als ich den Hörer aufgelegt hatte, fiel es mir schwer aufs Herz. Es ist wieder ein Schritt zurück. Man muß Mutter vor sich selbst schützen. Zurück ins Säuglingsalter. Strampelhose und Strampelschlafsack. Nicht mehr lange, man wird sie füttern müssen mit einem kleinen Löffel – wann wird die Zeit kommen, in der sie nicht mehr sitzen oder stehen kann?
Warum frage ich das immer wieder? Die Prognose der Alzheimer-Krankheit ist mir doch nun bekannt: unwiderrufliches Absterben der Gehirnzellen.
So untersage ich mir die Vorstellung aller möglichen solcher Folgerungen.

22.9.1987

Immer wieder drängt mich Neues aus dem Zentrum meines Wesens: Besuch, Reisen, Verpflichtungen.
Auch eine gewisse Müdigkeit wäre zu nennen. Denn wohl könnte ich die Abende an meinem Schreibtisch verbringen, endlich wieder tief eintauchen in meine eigene Welt. Aber ich lasse mich überreden, lasse mich fallen. Einladungen oder auch ein interessantes Thema im Fernsehen ziehen mich an.
Ich hadere mit mir. Ich suche nach Entschuldigungen. Aber ich weiß: Unterschwellig beunruhigt mich unablässig das jahrelange Siechtum meiner Mutter, dieses langsame Fortschreiten der tückischen Alzheimer-Krankheit.
Noch immer möchte ich wissen, möchte Ursachen ergründen. Ich suche nach einer Hoffnung für sie. So versorge ich mich mit medizinischer Literatur über ihr Leiden: Hochgradiger präseniler Hirnschwund mit tiefer Verblödung, so lese ich, Sprachstörungen, Erweiterung der Hirnkammern und Hirnfurchen, unaufhaltsames Fortschreiten, schneller als bei der senilen Demenz –.
Medizinisch ist ihr Verhalten wohl zu erklären. Aber es macht mich nicht ruhiger. Einzig ein halber Satz bleibt in mir haften: Hirnschwund bei erhaltener Lebendigkeit des Gefühls. Also muß Mutter doch meine Nähe fühlen.
Ich bin dünnhäutiger geworden, kann nicht mehr so leicht abschalten oder umschalten. Wenn mich alle Pflichten aus meiner Mitte schleudern, fühle ich mich wie als Kind auf der Teufelsscheibe – dieser flachen, glattpolierten Holzscheibe auf leicht erhöhtem Podest montiert, diesem Riesenspektakel unseres heimatlichen Frühlingsfestes, das soviel Kinder aufnahm, wie es der Platz hergab, das ganz langsam zu rotieren begann und unter Geschrei und Lachen diejenigen zuerst abgleiten ließ, die ganz außen am unteren Rand der Scheibe saßen, und mühsam und stets vergeblich versuchte jeder, irgendwie nach der leicht erhöhten Mitte zu gelangen, um dem immer stärker werdenden Sog nach außen zu entge-

hen, wie dieses Abrutschen, Hinausschleudern bis an die breite, gepolsterte Bande ringsum eine Begeisterung auslöste beim Publikum, ein Anfeuern, ein Lachen über dieses verknäulte Gewirr von Armen, Beinen, Köpfen, Körpern, das sich mit Lustschreien mischte, mit den Angstschreien der Kinder, die versuchten, sich mit feuchten Händen, nackten Füßen auf dieser sich immer schneller drehenden Scheibe zu halten, und es doch aufgeben mußten, sich hinauswerfen ließen, atemlos vor Schreien – und dieser Kampf um die Mitte! Um diesen einzigen Punkt auf der Scheibe, wo einer sicher sein konnte!
Die Arme um die Knie geschlungen, fest zusammengepreßt sich selbst zu einem einzigen Paket, so saß der Sieger einsam, irr vom Drehen, die Augen geschlossen – und doch konnte der letzte auf der Scheibe sich niemals lange halten.
Denn teuflisch begann die Scheibe nun zu rasen und zu heulen, da genügte die kleinste Bewegung, nur ein winziges Schwachwerden, die Verlagerung des eigenen Gewichts – wie ein Geschoß flog auch ich hinaus, streckte mich, verlor mich, knallte an die dicke Polsterwand, und während nun die Scheibe sich schleifend bremste, ausschlurfte, sich für eine kleine Weile in ihrer leeren, makellos glänzenden Ruhestellung verhielt, bin ich taumelnd aufgestanden, und das rasende, bunte Kreisen vor meinen Augen wollte und wollte nicht aufhören.

28.9.1987

Das Suchen nach der Mitte meines Seins. Nicht wieder in Zweifel ziehen will ich, daß meine Mitte, meine Einkehr, mein Ruhepunkt das Schreiben ist.
In Klausur gehen. Alles abstreifen, was mich wegziehen will, beim Schreiben mich finden. Es tut gut. Es hilft mir. Es gibt mir Kraft, Sicherheit, Mut.

Und während ich diese Worte überlese, halte ich ein. Ist es nicht Blasphemie, so zu denken? Ist das Suchen nach Kraft, Hilfe und neuem Mut traditionsgemäß nicht der Religion zugeordnet? Mit Gott sprechen und ihn um diese Hilfen bitten. Die größere, die große Kraft um eine Spende bitten. Kann es helfen, nur einfach an sich selbst zu appellieren, um wieder stark und mutig zu werden?
Ich überfrachte wohl mein Kindheitserlebnis, wenn ich die ›Teufelsscheibe‹ als den Teufelskreis bezeichne, in den mich der Alltag und die täglichen Pflichten zwingen. Die Vorstellung dieses irrsinnigen Drehens, vor den Augen nur rasende, vielfarbene Bänder, die sich immer enger um einen zu schlingen scheinen, einen zu ersticken drohen, man schon atemlos davon ist, diese Erinnerung allein läßt eine Haltlosigkeit in mir aufkommen, weckt die kindliche Angst, verloren zu sein, wenn dieser feste Punkt unter dem Körper entzogen wird – sie will sich in mir ausbreiten und macht mich schwindlig.
Das Suchen nach meiner Mitte. Ich schreibe. Ich denke. Ich schreibe und denke – also bin ich. Cogito, ergo sum. Mit dem Stift meine Mitte suchen, finden, ausloten.
Nicht wichtig ist es, ob es ein religiöses oder ein philosophisches Problem ist, das mich bewegt und ich mir beim Schreiben deutlich mache. Wichtig ist, daß ich Zeit zum Schreiben finde.
Im Überlesen der letzten Seiten, die ich vor Tagen schrieb, finde ich Wahrheit. Das Leben kann zuzeiten eine Art ›Teufelskreis‹ sein, sich zu einer rasenden Fahrt entwickeln, und man hat das Empfinden, auf dem Schleudersitz zu sein.
Wahr ist, daß man nicht immer das Glück hat, seine Mitte zu finden, ganz in der Mitte sein zu können, allein auf diesem einzigen Punkt, der Sicherheit gibt.
Und wahr ist, daß niemand für immer dort bleiben kann, in der Mitte. Irgendwann, bei kleinstem Anlaß, reißt es einen los, schleudert es einen hinaus.
Das ist die Erkenntnis, die mir beim Schreiben gekommen ist: Das Glück, in der eigenen Mitte sein zu dürfen, ist kurz und kostbar. Müßig ist es, zu hadern, wenn mich immer wie-

der neue Anforderungen aus diesem engbegrenzten, glücklichen Bezirk herausschleudern.
An mir selbst liegt es, nicht nachzulassen, diese Mitte wieder zu suchen; geduldig ihn zu erwarten, diesen Kraftquell, aus ihm zu schöpfen und zu gegebener Zeit ihn zu verlassen in dem Bewußtsein, daß dieses Suchen, Fassen, Halten, Lassen, neue Suchen und Finden eine aktive Bewegung ist, die elastisch erhält im Körper und im Geist.

7.10.1987

Mutters Freude ist umwerfend! Dieses Lachen, hell, nicht zu laut, ganz von innen her, dieses Aufstrahlen ihrer Augen, das ganze Gesicht ist entspannt! Ein kindliches Lachen ohne Vorbehalt ist es, ohne Bezug auf Vergangenheit – es ist ansteckend und stimmt mich froh.
Ich nehme ihre Hände; ihr Gesicht, ihre Augen, alles ist mir heute ganz allein zugewandt.
»Wenn ich euch nicht hätte«, sagt sie, und »nehmen Sie Platz« oder noch irgendeinen halben Satz, der ihr durch den Sinn schießt.
Es ist nicht wichtig, ob sie noch sagen kann oder weiß, daß ich ihre Tochter bin. Ich quäle sie nicht mit Fragen, höre nur zu, streiche über ihre halb entblößten Arme, die Haut ist voller brauner Altersflecken, die Finger sind zierlich und dünn, ihr Handgelenk umspanne ich mit Daumen und Zeigefinger leicht. »Dein schönes weißes Haar«, sage ich, lasse die lockeren Strähnen durch meine Finger gleiten, umfasse ihren Hinterkopf, streiche über ihre Wangen, ihr Kopf ist so klein geworden, denke ich, die dunkelbraunen Augen wieder tief umflort, da fängt sie meine Hand mit beiden Händen, küßt die Innenflächen meiner Hand, strahlt mich an, lacht so unbeschwert, »das tut gut«, sagt sie.
Auch ich bin heute ganz entspannt, teile ringsum Schokoladenstückchen aus, es schmeckt allen gut.

Nun entdecke ich den kleinen Plüschbären, das Spielzeugtierchen, das ich ihr vor Monaten mitgebracht habe. Sie nimmt es, weiß nichts damit anzufangen.
»Ein kleiner Bär ist das«, sage ich, »dein Spielzeug!« Mutter wiederholt ein Wort in verdrehter Form, irgendein anderes Wort, schaut mich an, lacht, freut sich.
Kein neues Wort mehr geht nun in ihr Gedächtnis ein, kaum ein Wort steigt aus ihrer Erinnerung auf. Es ist unwichtig, denke ich, aber ihre Fröhlichkeit steckt an.
Ich necke sie ein wenig, so wie man sehr kleine Kinder neckt mit Anstoßen und Kribbelkrabbel, nun nimmt sie das Plüschtierchen heftig an sich, versucht ihm den Arm abzudrehen, reißt mit aller Kraft daran. »Halt!« ruft ihre Tischnachbarin, »net roppe, nett roppe! Ei, nehmt's ihr ab, halt – die roppt als kapott!!«
Keine Traurigkeit bewegt mich, als ich das helle Treppenhaus hinuntergehe. Vor dem roten Ziegelbau des gegenüberliegenden Schulhauses steht die große Kastanie im Sonnenlicht wie in einem Festkleid: goldgelb, noch unversehrt.
An solchen Tagen vergesse ich, daß die Alzheimer-Krankheit meine Mutter unaufhaltsam zerstört, daß es keine Heilung gibt, kein Medikament die Funktionsfähigkeit ihrer Gehirnzellen wiederherstellen kann.
Es ist ein Auf und Ab in ihrem Befinden. Ob die Wetterlage einen Einfluß hat, ob ein kleines Vorkommnis sie verstört oder eine freundliche Begebenheit sie aufmuntert, sie kann es uns nicht sagen. In ihrer begrenzten Ausdrucksfähigkeit ist sie der äußeren Welt ausgeliefert, und wir haben keinen Zugang zu ihrem Inneren.
Beim Nachdenken heute abend über diese Stunde im Altenheim, beim Aufräumen und Vorbereiten für meine Arbeit, kam mir das rote Familien-Fotoalbum wieder in die Hand, das ich neulich mitgenommen hatte. Lange genug hatte es im Schrank neben Mutters Bett gelegen, war nun für sie nutzlos geworden in ihrem verminderten Denken.
Ein beschriebener Bogen fiel aus dem Band, den ich nie zuvor gesehen hatte. Mutters Schrift erkannte ich, diese will-

kürliche Vermischung von lateinischen Buchstaben und der Schrift ihrer Generation, die wir Jüngere als ›die deutsche‹ bezeichnen.
Weit auseinandergezogene Worte, großer Abstand zwischen den fallenden und ansteigenden Zeilen – ein säuberlich von Rand zu Rand beschriebenes gelbliches Papier, wie übriggeblieben aus alten Akten.
Mit klopfendem Herzen las ich:

»Meine liebe Schwester Else! du wirst dich wundern, daß ich es wirklich fertig bringe, dir ein Brief zu schreiben, ich habe schreckliche Langeweile und Sehnsucht nach euch allen. Es ist schade dass man so weit von einander wohnt!!! Es geht mir sehr gut, aber der Anspruch fehlt – so treibts mich von einer Stube zur andern. Ich hoffe dass es Euch allen gut geht. Bin eben sehr viel allein. Ich denke viel an Euch aber die Reise ist eben zu weit. Man müßte eben jünger sein um recht viel allein zu sein. Ich bin hier zwar gut aufgehoben. Ich hoffe das es Euch allen gut geht. Meine jetzige Wohnung ist zwar sehr schön – aber die Stadt zu weit. Und im Alter doch zu weit – – – um eine Reise zu Euch zu unternehmen. Das alter macht sich bemerkbar und. Ich habe es sonst sehr schön hier aber in Stadt kann ich nicht so oft gehn – der Weg ist zuweit – Heute bin ich besonders einsam aber ich will dir nicht die Ohren foll jamern, dass macht weil alle bekannte soweit weg wohnen sonst habe ich es sehr gut hier – aber eben wie gesagt – – – – – Ich gehe sehr fiel spatzirn aber die nötige Gesellschaft fehlt doch. Ich habe auch als Freundin gehe ich oft zur Stadt und enden in ein Kaffee damit man die müden Füße aus ruhen können. So meine gute Schwester weiß du doch dass es mir gut geht – – Schade dass wir uns nicht mal besuchen können. Vielleicht passt es so dass mal uns jemand mit dem Auto zu euch bringen können – also meine l. Schwester vieleich nimt dich mal deine Kinder das wäre zu schön um wahr zu sein. Also hab ich es doch z. einem Brief an Euch Gebracht. aber es ist eben zu viel zum schreiben – hoffendlich kannst du uns mal besuchen Grüße an alle Eure Krügern aus Wetzlar. 31. 12. 1981«

Welche Mühe muß es Mutter gekostet haben, diesen langen Brief zu schreiben, der nie abgeschickt worden ist! Von Zeile zu Zeile flüchtiger, ich ahne die Pausen zwischen Wort und halbem Satz, erkenne an den zunehmenden Fehlern ihre Ermüdung, ihre Einsamkeit, ihre Trauer.
Nichts wußte ich davon, nie hat sie sich bei mir über ihre Einsamkeit beklagt nach dem Umzug in die ›neue moderne Apartmentwohnung in einem ganz neuen Wohnviertel‹, wie wir es ihr voller Stolz angepriesen haben.
Sie muß es geschrieben haben im Jahr, als sich das erste Mal die Anzeichen der Alzheimer-Krankheit bemerkbar gemacht haben, von der ich bis dahin noch nie etwas gehört hatte: Vergeßlichkeit, Wahnvorstellungen. Oder waren es nur ›schreckliche Langeweile und Sehnsucht‹, die damals ihr Denken verwirrt haben?
Sie war einsam. Jetzt erst erkenne ich es. In ihrem 83. Lebensjahr haben wir Mutter aus ihrem vertrauten Wurzelgrund gerissen.
Wir haben es gut gemeint. In dieser neuen ›altersgerechten Seniorenwohnung‹, wie man es bezeichnete, hatte sie viele Erleichterungen: kein beschwerliches Treppensteigen mehr. Einen Balkon mit herrlicher Aussicht – immer hatte sie sich einen Balkon an der Wohnung gewünscht.
Das erste Mal im Leben besaß sie einen Telefonanschluß. In ihrem Badezimmer befand sich eine Notklingel zu einer im Hause wohnenden Betreuerin für alle Bewohner der Apartments. Eine Bushaltestelle lag fast am Haus, nur wenige Schritte entfernt.
Aber sie war einsam.
Gewiß hätten wir mit ihr nach dem Norden zu ihrer Schwester fahren können. Ein einziges Mal, bald nach Vaters Tod, hatten wir es getan. Und nie wieder.
Der Brief beschämt mich. Wir waren zu sehr mit uns, mit unserer kleinen Familie beschäftigt. Wir haben nicht genug über Mutter nachgedacht.
Doch es gilt keine Entschuldigung. Ich weiß es.

7.11.1987

Meine Besuche im Altenzentrum sind stets in ein Programm eingebunden. Fast jede Stunde meiner Tage ist eingeteilt. Oft denke ich, woher nehmen andere Angehörige die Zeit, fast jeden Nachmittag hier Besuche zu machen, lange zu bleiben, den Rollstuhl im Gang auf und ab zu fahren?

Ich bin immer in Eile. Ich zwinge mich, die Treppen bis zum 4. Stockwerk langsam hinaufzugehen. Ich zwinge mich, an Mutter zu denken. Ich werde die Glastür aufdrücken und werde dort im Gang ihre Füße sehen in den dicken Filzschuhen.

Ich bin müde. Es ist doch immer dasselbe, denke ich. Kein Gespräch ist mehr möglich. Was soll ich hier. Ich bin müde, aber ich kann die Unruhe in mir spüren.

Vielleicht genügt uns beiden nur noch das: gegenübersitzen, anschauen, schweigen in geheimem Einverständnis.

Endlich begreife ich: Kein mühsames und stets vergeblich bleibendes Wecken ihrer Erinnerung ist jetzt noch angebracht. Kein Mentaltraining wird Mutters Zustand noch ändern. Sie wird »ja« sagen und »gut«, und diese Worte kommen fast auf Abruf.

Ist es denn noch wichtig, immer wieder zu sagen: Du bist meine liebe Mutter, ich bin deine Tochter, wenn darauf ihr Nicken folgt, aber in ihren Augen kein Verstehen aufglimmt?

Ich will nun damit aufhören. Will nur noch eine Weile bei ihr sein. Vielleicht begreift sie meine Anwesenheit als etwas Vertrautes, Gutes, Wohltuendes. Nichts mehr fordern will ich von ihr. Keine Unruhe verbreiten. So will ich meine Besuche jetzt auffassen.

12.11.1987

Wirklich haben wir uns heute nur schweigend gegenübergesessen: Ihr Gesicht ist entspannt, heiter. Auf einem Nebensessel entdecke ich den kleinen Spielzeugbären, setze ihn wortlos Mutter auf ihren kleinen Tisch. Sie schaut mich an. Schweigend. Lange.
Nichts sage ich, blicke auf das Spielzeug, lege meine Hand darauf. Lächle Mutter beruhigend zu.
Nun entdeckt sie den Bären, greift zu.
»Niedlich«, sagt sie. Schaut mich an. Ich nicke. Ganz behutsam streicht sie nun über das braune Fell, stupst mit einem Finger auf seine Nase und ist ganz versunken in den Anblick.
Dann sagt sie: »Na, Kleiner, wo ist denn deine Mutti?« Wir lachen beide. Keine Worte zerstören unser Einvernehmen. Aus der Ruhe und Entspannung heraus fand sie eine Beziehung zu dem Spielzeug.
Abends: Es ist gut, meine Aufzeichnungen von gestern zu überlesen. Das Beschreiben meines ›langen Abschieds‹ von meiner Mutter ist mir zur lieben Gewohnheit geworden. Noch mehr empfinde ich es als einen Prozeß meiner Reifung. Im ›Stummwerden‹ kommen Mutter und ich uns näher, so scheint es mir.
Die kleine Weile bei ihr war wie ein Weg in mein Inneres. Soll ich es so bezeichnen? Es ist aber kein Erforschen meines eigenen Wesens, eher eine Art Meditation könnte es sein.
Stillhalten. Atmen. Nicht denken wollen. Nicht ergründen und folgern müssen. Die Anfänge erspüren, ohne Worte in die stumme Zweisamkeit zurückfinden, als ich noch in ihr lebte, ungeboren, wortlos, von ihr umfangen und geliebt.
Ich weiß nicht, ob es zu früh ist, es so auszudrücken: Aus dem gewissen Schuldgefühl ›ich muß Mutter endlich wieder besuchen‹, aus dem Erwarten, aus dem Bruchteil von Sekunden der Angst, wie werde ich sie heute finden, der gewissen Überwindung vor der Begegnung mit den Menschen in

dieser Station, deren Verfall ich miterlebe, beginnt der Wunsch zu wachsen: Ich werde bei ihr sein und Mutter bei mir.
Wir zwei allein inmitten dieses fortschreitenden Sterbens ringsum.

19.11.1987

Diese stillen Tage des Vergehens der Natur geben Anlaß, selbst still zu werden, ruhig und gelassen in sich zu schauen.
Leicht verhangene Morgen, ein schwacher Sonnenschein unter Mittag und dann diese Nachmittage, die sich allmählich, gemächlich und ohne Hast in den beginnenden Abend ergeben, ohne Aufhebens.
Die strengen Farben des Waldrandes, Sepia und schwarz Verästeltes, gehen unter im feuchten, nebligen Dämmer, und die Lampen verbreiten Geborgenheit.
Tage sind es, die nicht nur im Kalender uns an die Vergänglichkeit mahnen – Allerheiligen, Allerseelen, Buß- und Bettag, Volkstrauertag und Totensonntag. Auch der Tag nach Allerseelen, an dem die Jagd aufgeht, ist für den Nichtjäger eher der Todestag mancher Tiere, die mit Lust und Hörnerklang erlegt werden.
Bleibt im November nur der Tag, der Sankt Martin geweiht ist, und hier ist es die frühe Abendstunde, in der Kinder im langen Zug dem freundlichen Heiligen folgen, sie singen: Brenne auf, mein Licht! – und das ist Vorbote, ist Vorausschau, Herbeiwünschen und ein kindliches Beschwören des kommenden, viel helleren Lichtes, das kein Windzug verlöschen kann: Advent.
So denke und schreibe ich mich an diesem späten Nachmittag aus den Gedanken an den Tod selbst heraus, sehe im Abwärtsgleiten des Jahresbogens schon die Verheißung des Lichts und kommender Steigung, die Hoffnung.

Nicht ungewöhnlich ist es, wenn der Monat November Anlaß gibt, sich mit ernsteren Gedanken auseinanderzusetzen. Das Sterben in vielfältiger Form bewegt mich mehr als im Laufe des ganzen Jahres.
Tod ist Endpunkt alles Irdischen. Nur eine religiöse Vorstellung deutet über ihn hinaus. Aber das Sterben rückt uns näher, das Ausdeuten, das Vorstellen des eigenen Sterbens, das kein Vorbild findet, denn den letzten Schritt auf dem Weg zum Tod geht jeder allein.
Ich habe noch keinen Menschen sterben sehen, habe noch keinen Toten gesehen. Bilder wandern durch meine Vorstellung, dargestelltes Sterben und abgebildeter Tod. Kunstwerke sind es, in Farbe gemalt, in Holz geschnitzt, in Stein gehauen; Fotos erinnere ich, schwarz-weiße Dokumentation in Zeitungen von ›Unfällen mit Todesfolge‹, wie es amtlich heißt. Ich betrachte alte Fresken in Kirchen, Allegorien, Ausdeutungen, Umgeformtes nach Willen des Künstlers.
Oder auch das brutale Töten auf dem Bildschirm ist in meinem Sinn, grausiges Morden aus Gier und geiler Lust zur Unterhaltung des Zuschauers, hundertfach gezeigt, unermüdlich variiert, mit rotem Blut und Stöhnen und Schreien ausgestattet – ist das Sterben und Tod?
Lebt in unserem Wissen doch stets der Gedanke: In der Kunst ist es erdachte Vergangenheit.
Auf dem Theater und auf dem Bildschirm ist es makabre Gaukelei. Nach Beendigung der Szene sind noch alle Gemordeten aufgestanden, versammeln sich auf der Bühne vor dem Vorhang und bedanken sich für den Applaus, der ihrem gekonnten Sterben gilt, einer Fiktion nur.
Und obwohl die Toten in einem Kriminalfilm nicht vor unseren Augen, zum Leben auferstanden, sich dankend verneigen, so wissen wir doch alle, daß sie, ehe noch dieser Film abgedreht, zu Ende gespielt wurde, sie bereits mit neuen Rollen bedacht und aufrecht durch die Straßen gehen.
Hilft uns dieses gespielte Sterben, ganz sachlich über das Ende des eigenen Lebens Klarheit zu erlangen? Macht es uns ängstlicher oder ruhiger? Reizt es unsere Phantasie, sich einen eigenen Tod, ein eigenes Sterben auszusuchen?

Der Regen rinnt an der Scheibe meines Fensters herab. Es ist so still im Raum, daß ich höre, wie die Tropfen auf das Fensterbrett fallen. Der Wind hat in den letzten Tagen fast alle Blätter vom großen Busch im Garten gefegt, eine Amsel huscht durch das Gezweig, schwarzer Vogel Herbst, schwarzer Vogel Trauer, schwarzer Vogel Schweigen.

Ist es verwunderlich, daß im Monat November auch die Fastnacht beginnt?

Mitten in dem trägen Dahinfließen dieser Wochen, zwischen den dunklen Stationen der Trauer, der Buße, des Gedenkens, zwischen diesen Inseln der Einkehr im Fluß der Tage, da taucht plötzlich ein fröhlicher Nachen auf, ein Kahn voller bunter Narren, der noch zögernd sich nähert, uns wissen läßt: Nach der dunklen Zeit beginnt wieder das Leben und Lebenlassen!

Nur das? Ist es nicht auch ein tapferes Angehen an manchen Schauder, der von den ersten Mahntagen im November ausgeht? Diese verspielten Gewänder, farbenprächtig, schillernd, verlockend, dieses Verhüllen und sinnliche Entblößen, das Rasseln und Pritschen und Rufen – ist es bloßer Spaß, Vergnügen und leichtfertiger Zeitvertreib?

Im November grenzt dieser Auftakt hart an das Makabre, so will es uns scheinen.

Makaber. Ein Wort, das negatives Empfinden auslöst. Ernstes Erschauern, totendüster.

Und so nahe an Beten und Totenklage scheint dem Beginn der Fastnacht auch Frivoles anzuhängen: Eitelkeit und Leichtfertigkeit.

Lärmend und tanzend gegen den Tod angehen, das ist eine tief im Mittelalter verwurzelte Art, sich gegen die Unausweichlichkeit des Sterbenmüssens zu wehren. Tanz und Tod, Totentanz: versteckt unter den Masken Liebliches und Verwesendes und rosiges Fleisch und nacktes Gebein, die Lebenden tanzen mit dem Tod, mit ihrem eigenen Tod, und alle werden ihm verfallen.

In unzähligen Darstellungen haben Künstler Tod und Sterben in Gewänder gekleidet, sie in einem Reigen vor den Augen der Menschen vorüberziehen lassen: Vor dem Tod sind

alle gleich. Mit der Einsicht in die Notwendigkeit des Sterbenmüssens versuchte man den Menschen ihre Angst zu nehmen. La danse macabre, eine Bezeichnung aus dem Französischen, wurde in der spätmittelalterlichen Zeit zu einer Vision des Todes und uns so überliefert.
Was für ein Eintauchen in die Vorstellung von Menschen, die Jahrhunderte vor uns gelebt haben!
Der düstere Himmel über dem Waldrand drüben zeigt noch hellere Schattierungen, aber vom Westen her rückt nun die dunkle Wand der Nacht heran. Ich schaue aus dem Fenster und wieder auf mein Papier.
Die Totentänze wollen uns nicht nur das Sterbenmüssen ohne Ansehen von Name, Stand, Alter, Verdienst oder Schuld vor Augen führen. Die Totentänze, wie sie uns in der Kunst erhalten blieben, zeigen uns auch das Leben von Menschen in früherer Zeit, ihre Kleider, ihre Hausgeräte; wir können aus den Darstellungen ihre Berufe ablesen, ihre Werkzeuge erkennen. Und in den Verlauf der zwölf Monate des Jahres einbezogen, zeigen sie oft Freuden und Schrekken guten und bösen Wetters. Andere Variationen stellen in vierundzwanzig Bildern die Stunden eines Tageslaufes dar, in denen einen jeden von uns sein eigener Tod erwartet.
Totentanz. Tief eingesponnen habe ich mich in Bilder und in Erinnerungen. Bis in meine Gegenwart reichen die Gedanken an Tod und Sterben, an tapferes Angehen, an Überwindung des Schreckens, des Schauderns vor dem Ungewissen.
Morgen werde ich wieder die vierundsechzig Stufen in dem großen Haus hinaufsteigen, einen Atemzug lang vor der Glastür verweilen, ehe ich sie öffne und den Flur betrete.
Meine Mutter wird in ihrem Stuhl sitzen, einige Mitbewohner sitzen am Tisch. Die Türen zu den Zimmern werden offen sein wie immer. Es ist notwendig, um dem Personal die Übersicht zu erleichtern.
Ich werde die Schwestern sehen, jung, Jeans unter dem weißen Kittel, die Pfleger bringen Rollwagen voller frischer Wäsche, jemand hantiert in der Küche, das Abendessen wird dort vorbereitet.

Ich werde Besucher sehen, die mit Blumen kommen, noch niemals ein Kind.
Und ich werde mich an diesen stillen Novembernachmittag erinnern, als ich die Bilder vom Totentanz betrachtet habe, und, vielleicht, wird mir alles Gedachte mit dem gegenwärtigen Sehen zusammenfließen: zu einer sanften Vision des Totentanzes, Männer, Frauen, Alte, Junge, Schlafende, Arbeitende und die in Träumen Befangenen, deren Sinn schon nicht mehr bei uns ist, die vom Leiden Gezeichneten und die Frauen, die wieder zum Kind geworden sind unter greisem Haar und welker Haut – werde es als Gnade empfinden, wenn ihr Wesen heiter geblieben ist, sie ohne Schauder und Schrecken sind wie meine Mutter, die den Tod erwartet ohne Furcht.

28.11.1987

Sehr ruhig war ich heute bei meinem Besuch in der Pflegestation. Ich habe mich vor Mutter gesetzt und sie betrachtet, habe ohne Ungeduld gewartet, ob sie sprechen wird. Ihr Freuen drückte sich zuerst in der mir nun schon gewohnten Geste aus, sie streckt mir ihre rechte Hand entgegen, drückt meine Hand mit unerwarteter Festigkeit, während ihre Augen dunkel bleiben.
Ihr Mund wirkt heute sehr klein, geringer die Öffnung, die schmalen Lippen nur wie angedeutet, die Mundwinkel verlängert, fest aufeinanderliegend, ein wenig Speichel verbindet Unter- und Oberlippe in einem dünnen Fädchen. Ihr Mund sieht aus, als hätte er lange geschwiegen.
Ich betrachte ihre Hände, fühle jedem einzelnen Finger nach, entdecke eine kleine knorplige Verdickung am Gelenk nahe dem Fingernagel. Ich betrachte meine rechte Hand, finde auch eine solche kleine Erhöhung an meinem rechten Zeigefinger.
Als ich leise über diese Übereinstimmung lache, kommt ein

Licht auf in ihren Augen, sie freut sich, sagt etwas, das ich nicht verstehe. In einer plötzlichen Aufwallung nimmt sie meine Hand und küßt sie.
Die Schokolade nimmt sie, ißt, nickt mit großen Augen, das soll heißen, es schmeckt mir gut. Ich wische ihr mit einem Papiertaschentuch Reste der Schokolade aus den Mundwinkeln, von dem schmalen Lippensaum.
Wie ausgetrocknet kommt mir Mutter vor, weil sie nichts von der verbliebenen Feuchtigkeit an ihrem Mund merkt. Ein Glas Wasser, das ich ihr bringe, trinkt sie durstig und mit großem Behagen.
Wir schweigen, schauen einander an.
Ich erinnere mich auch an deinen Vater, meinen Großvater – er war hochgewachsen und stark. Soweit ich denken kann, hatte er nur wenig Haar, trug es streng in der Mitte gescheitelt. Es sah aus, als lägen zwei schmale, schwarze Bänder sehr ordentlich nebeneinander auf seinem rosigen, runden Kopf.
Ich spreche meine Erinnerung nicht aus, denke sie in Mutters offene stille, dunkle Augen hinein. Sie lehnt sich zurück, ihre Hände liegen heute entspannt in ihrem Schoß.
Aber mehr als Großvaters Haar, denke ich weiter, als sein Kopf, sein spitz nach beiden Seiten auslaufender Schnauzbart, ist mir ein Erlebnis in der Erinnerung geblieben.
Wie alt werde ich gewesen sein? Vielleicht vier Jahre? Oder fünf? Es hat sich wohl so tief in mir eingegraben, weil es ein erster Schock war, eine Angst, auch etwas unverständlich Neues. Erst Jahrzehnte später ist es in mein Bewußtsein wieder aufgestiegen. Und das Seltsame war: In der Erinnerung sah ich mich selbst. Ganz bildlich. So wie auf einem Foto aus meiner frühen Kindheit, mit erschreckten dunklen Augen unter tiefbraunem Haar, das eng um den Kopf lag, dicht über den Brauen gerade abgeschnitten.
Längst erwachsen, wurde in mir das Kind wach, ich lebte noch einmal nach, was geschehen war:

Obwohl das Kind schon lange wach war, lag es unbeweglich. »Großvater ist tot!« hatte die Mutter gesagt. Die Silben kol-

lerten wie Steine einen Abhang hinunter. Das Kind lauschte ihm nach und auch der kleinen Stille, die dem Geräusch folgte, ohne den Sinn der Worte zu begreifen.
Das war lange her. Es war sehr still in der Wohnung.
Mama hat mich vergessen, dachte das Kind. Es stand auf, schaute in alle Zimmer und rief. Niemand antwortete. Die Zimmer waren nicht aufgeräumt, so, als ob alle plötzlich weggelaufen wären.
Das Kind dachte an die Musikkapelle, die Männer mit den hohen Bärenfellmützen, die eines Sonntagmorgens unerwartet auf dem Platz drüben zu spielen angefangen hatten. Damals hatte es genauso ausgesehen in der Wohnung. Alle waren über die Straße gelaufen und bewunderten die bunten Schottenröcke, die weißen Ledergamaschen der Spieler und erzählten, als sie zurückkamen, wie wundervoll das Leopardenfell gewesen sei – ein echtes Fell! riefen sie –, das der baumlange Kerl mit der großen Trommel über seine Brust und seine Schulter gebunden trug. Auch damals hatten sie das Kind vergessen.
Da beschloß es, allein fortzugehen. Das Anziehen der Kleider ohne Mutters Hilfe war neu und mühsam. Mit der Puppe Nelly unter dem Arm, die es nicht allein zurücklassen wollte in der leeren Wohnung, machte es sich auf den Weg.
Es trällerte die Straße entlang, balancierte auf dem Bordstein, versuchte, auf einem Bein um eine buntschillernde Pfütze zu hüpfen.
Vergeblich schaute es nach einer Musikkapelle aus. Es gab überhaupt nichts Aufregendes auf der Straße. Enttäuscht schlug es den Weg zu Großvaters Haus ein. Das Kind wunderte sich, daß der braune Rolladen am Schaufenster von Großvaters Geschäft heruntergelassen war, obwohl alle anderen Geschäfte in der Straße geöffnet hatten.
An der Ladentür hing ein kleines weißes Schild. Es konnte sich nicht erinnern, es früher dort gesehen zu haben. Auch daß beide Flügel der eichenen Haustür offenstanden, war etwas Besonderes, und es zögerte, ehe es den kühlen Flur betrat.
Ein eigenartiger, strenger Geruch kam ihm entgegen. Er

mußte wohl von dem großen Tannenkranz ausgehen, der an der Wand lehnte und der mit weißen und gelben Blumen besteckt war.
Aber das war es nicht allein, was das Kind verhalten ließ. Nach einigen tastenden Schritten in den dämmrigen Flur hinein, sah es am Boden etwas Längliches liegen, einen braunen Kasten, der nach oben in kleinen Bögen schmaler wurde. Zwei Griffe schimmerten an jeder Seite und weiße Spitze säumte seine breiteste Kante. Das Kind stieß sehr vorsichtig einmal mit dem Fuß an das Holz. Das gab einen hellen Ton.
Plötzlich vernahm es Stimmen im Obergeschoß des Hauses, harte Tritte, und die schmale, hölzerne Treppe ächzte wie unter einer Last. In einer Mischung aus Spannung und Unbehagen drückte das Kind sich unter dem dunklen Treppenwinkel zusammen.
Das Unnennbare kam zuerst in Form einer Duftwolke, die ganz entfernt eine Erinnerung an Christmette weckte. Dann teilten sich die schwarzen, rauschenden Gewänder und Hosenbeine, die nun den Flur füllten, und ließen eine Gasse frei. Vier Männer stellten einen länglichen Kasten hinein, und das Kind erblickte darin ein Gesicht, das von weißen Kissen umrahmt war.
Großvater, dachte es – und sein Herz begann in harten Schlägen zu stoßen. Es sah mit einemmal Mamas Mund wieder vor sich, der so fremd gewesen war und der nichts von der warmen Weichheit gehabt hatte, die man abends als Letztes an der Wange fühlte. Ehe es aber diesen Gedanken zu Ende denken konnte, hatten die Männer den braunen Deckel aufgenommen, und das Folgende war eine Wand von Geräuschen: Schluchzen, Hammerschläge, Naseschnauben und Füßescharren auf dem steinernen Fußboden.
Das Kind in seinem Versteck hatte die Hände schützend vor das Gesicht gelegt, ohne die Augen zu schließen. Zwischen den dunklen Balken der warmen Finger hindurch blickte es auf die ihm unverständlichen Vorgänge. Es fühlte sich in einem nie gekannten Zustand, der eine Mischung aus Neugier war, Furcht vor Entdeckung und heftigem Hunger.

Jemand schloß die Flügel der Haustür knirschend hinter sich, und als die alte Hängeglocke ihr ›bembembemm‹ ausgescheppert hatte, wurde sich das Kind einer jähen Verlassenheit bewußt.
»Nelly«, sagte es und zog die Puppe, die es ganz vergessen hatte, unter dem Arm hervor. Es umschloß den harten Zelluloidleib mit beiden Armen und sagte noch einmal, tief ausatmend: »Oh – Nelly!«
Über den ziegelgepflasterten Hof bis zum großen Holztor waren es nur wenige Meter. Auch die Klinke, für Großvaters hohe Gestalt gerichtet, war eben noch zu erreichen. Dann aber lag vor dem Kinde die Schwärze des Durchgangs, von dem Türen zur Metzgerei und der Räucherkammer abführten. Am Ende des Ganges schimmerte ein wenig Licht durch die Ritzen der zweiten Tür.
Das Kind hatte sich immer gefürchtet, allein durch diesen dunklen Gang zu gehen. Jetzt zögerte es keinen Augenblick, rannte mit klopfendem Herzen hinein, warf sich gegen die hintere Tür und stand, endlich aufatmend, geblendet vom einstürzenden Licht, im Garten.
An Harras vorbei, der seinen Kopf auf die Vorderpfoten gelegt hatte und seltsam heulende Töne ausstieß, rannte das Kind, vorbei an der Hundehütte, über die Wiese zum Holzschuppen und kletterte geschickt die außen angelegte Leiter empor bis unter das flache, seitlich offene Dach.
Eine Weile saß es auf dem luftigen Sitz des oberen Balkens, baumelte mit den Beinen und horchte auf das herbstliche Rascheln im Birnbaum, der seine Zweige weit über den kleinen Holzverschlag breitete. Auf allen vieren kroch es über die grobgehackten Scheite tief unter das Dach bis zu einer Stelle, an der ein Sitzplatz aus knorrigen Stücken geschichtet war.
Dort, versteckt in einer Nische, stand ein Weidenkörbchen. Es war mit bunten Flicken ausgelegt. In großer Freude beugte sich das Kind darüber. Mit vorsichtiger Hand hob es ein graues Kätzchen empor. Die andere Hand strich beruhigend über das ein wenig struppige Fell der Katzenmutter, die abwehrend ihren Rücken zu buckeln begann.

»Miesemiese«, sagte das Kind zärtlich und ahmte wieder und wieder die winzigen quiekenden Laute der jungen Katze nach. Ein glucksendes Lachen stieg in seiner Kehle auf, als es das Weiche, Lebendige an Hals und Wangen fühlte.
Eingenestelt in den warmen Geruch des Holzes spielte das Kind selbstvergessen mit den Tieren. Da fiel sein Blick auf die achtlos weggelegte Puppe. Die Erinnerung stieß in ihm auf beim Anblick der einzigen Gefährtin des eben Erlebten. Es legte die Katze zurück, faßte die Puppe hart an beiden Armen an.
»Nelly«, sagte es, und sein Oberkörper nahm unbewußt die steife Haltung der Puppe an, »Nelly, du darfst es nun nie vergessen, Großvater ist tot!«

Lautlos habe ich dieses Stück meiner Kindheit vor Mutter ausgebreitet. Sie hat mich still angesehen. Gelegentlich schloß sie ihre Augen, lehnte ihren Kopf zurück. Dann wieder, bei einer leichten Bewegung von mir, einem Vorneigen, einem Aufrichten, hat sie mich wieder angesehen. Ein Lächeln spielte um ihre Mundwinkel.
»Jaja«, – sagt sie, als mein Vater gestorben war – »wir hatten dich nicht vergessen. Aber wir dachten, daß du so lange schlafen würdest, bis das alles vorbei wäre, das Einsargen und das Wegtragen – der Hund, jaja, der hat geheult die ganze Nacht und den Tag – Harras hieß er –, aber dein Großvater hat immer ›Lumpi‹ zu ihm gesagt oder auch ›du alter Lump!‹, und dann hat er gelacht und hat ihn am Halsband gepackt und hin und her gebeutelt, jaja –.«
Aber Mutter schweigt. Sie lächelt. Nickt mir zu. Nichts weiß sie von meiner Erinnerung.

5.12.1987

»Sie schläft«, sagt die Schwester zu mir. Auf Zehenspitzen nähere ich mich Mutters Stuhl.
»Ich möchte sie nicht wecken«, sage ich, »vielleicht komme ich morgen wieder.«
Die Schwester geht mit mir einige Schritte den Flur entlang. Alle Türen stehen offen. Mein Blick fällt in einen großen, hellen, gefliesten Raum.
»Wir haben sie heute gebadet«, sagt sie, »da ist Ihre Mutter vielleicht noch ein bißchen müde.«
»Wie geht das eigentlich«, frage ich, »meine Mutter, und auch die anderen Bewohner der Station, sie können doch wohl nicht mehr in die Wanne steigen?«
»Wir haben doch den Kran«, sagt sie. Sie bleibt stehen, streckt beide Arme dicht zusammen vor sich aus: »So«, sagt sie, »der Kran hebt den Patienten, der wie in einer Schaukel sitzt, er schwenkt – und dann senkt er ihn ins Wasser und hebt ihn dann auch ganz sanft wieder aus der Wanne heraus!« Sie führt es aus, als sei sie selbst der Kran. »Und das geht gut!« sagt sie, strahlt geradezu beim Gedanken an diese wunderbare Erleichterung. »Aber Ihre Mutter«, fährt sie fort, »das ist vielleicht ein Ding mit ihr! Sie will sich doch nicht baden lassen! Sie strampelt und ruft jedesmal: ›Nein, nicht – das viele Wasser!‹ Und sie spritzt und schlägt um sich – da sind wir zu dritt ganz naß!«
Die junge Schwester lacht, ist ganz fröhlich bei dieser Erinnerung, sie schüttelt sich, als könnte sie einem Wasserschwall entgehen.
»Wissen Sie«, fährt sie fort, »wir haben das schon raus, die sehr alten Leute hatten sicher in ihrer Kindheit nie eine so große Wanne zum Baden und jede Menge warmes Wasser wie wir hier. Vielleicht hat Ihre Mutter Angst, sie denkt vielleicht, sie würde ertrinken.«
Da hat sie recht, denke ich beim Weggehen. Niemand kann mir noch erzählen, wie das in Mutters eigener Kindheit war, also vor dem Jahr 1900: Baden.

Meine Mutter sehe ich noch vor mir, wenn sie uns Kindern das Bad bereitet hat: Eine längliche, schmale Zinkbadewanne schleppte sie aus dem Keller herauf, sie heizte den Küchenherd mit Holz und Kohle, bis die eisernen Platten glühten, bis in den riesigen Töpfen das Wasser heiß war. Dann rief sie: Weg da! und goß aus den zweihenkligen Kesseln das fast kochende Wasser in die Wanne. Wir Kinder hielten uns die Hände vors Gesicht, bis die Dampfschwaden sich verzogen hatten. Ein Badethermometer gab es bei uns nicht. Erst mit der Hand, dann mit der großen Zehe wurde die Temperatur des Wassers abgeschätzt. Zu zweit saßen wir Kinder in der Wanne. Das war lustig und wohlig in der blauen Seifenlauge. Unsere Badetücher wärmte Mutter an der Herdstange vor.
Vier Generationen zum Thema ›Baden‹ – wäre das nicht ein Spaß und ein Erzählen?
Aber die Jüngste, Mutters Urenkel – ich fürchte, da gäbe es weniger Spaß und Lachen beim Erzählen: Alles ist doch heute so praktisch, immer bereit mit einem Handgriff: heißes Wasser, duftende Badezusätze, ein gut geheiztes Badezimmer, täglich neue Badetücher – was ist da Besonderes daran? würde sie sagen.
Und überhaupt: Ein Bad in der Wanne? Wozu? Vielleicht, wenn jemand mal krank ist, und wozu haben wir denn eine Dusche?

11.12.1987

An meinem Geburtstag, vor wenigen Tagen, hatte ich keine Zeit, meine Mutter zu besuchen.
Wenn ich diese zwei Zeilen überlese, finde ich, daß meine Worte kalt und nüchtern klingen.
Keine Zeit für Mutter.
Keine Zeit für mich?
Ja und nein. Es war ein turbulenter Tag ohne Besinnung auf das, was diesen Tag ausmacht: geboren zu sein, leben.

Nachdenken über bisher gelebtes Leben – auch das Danksagen für Gutes.
Bis spät abends war jede Stunde ausgefüllt, verplant. Auch die beiden Tage nach meinem Geburtstag waren wie verflogen, teils unter einer gewissen Müdigkeit, teils mit neuen Aktivitäten.
Keine Zeit für meine Mutter.
Als ich gestern bei ihr war, fand ich sie vornübergebeugt in ihrem Lehnstuhl. Ganz klein geworden schien sie mir, die Arme lagen auf ihrer Tischplatte.
Ich habe sie betrachtet, sie dann leise angerührt.
Sie öffnete die Augen, schien aus weiter Ferne mit Mühe zurückzukehren. Ihr Blick war nach innen gerichtet. »Das war schön«, sagte sie, »ja, dort hinten, schön«, sagte sie, schien mich nicht wahrzunehmen.
Ich habe mir einen Stuhl geholt, mich vor sie hingesetzt, und ich habe ihre Hände in meine Hände genommen. Eine große Wärme ging von ihren Händen aus, meine frostkalten Finger fühlten sich wohl in ihren Händen, die mich nun streichelten. Ruhe zog in mich ein und Dankbarkeit.
Ich habe gewartet. Halbe Sätze sprach sie, Worte auch, die unverständlich blieben. Aber ich habe ganz deutlich gespürt, daß sie sich in einer Welt bewegte, die nicht die meine war. Gegenwart und Vergangenheit hatten sich gewiß ineinander verwoben, Traum und Schlaf. Ihr Gesicht war entspannt und friedlich.
»Dort«, sagte sie, schien durch mich hindurchzusehen.
Ich hatte Zeit, habe ihre Traumwelt nicht zerstört, war nur einfach bei ihr.
Meine Gedanken gingen auch ihre Wege, und sie führten zu ihr und zum Beginn meines Lebens: Am Geburtstag wird die Geburt eines Menschen gefeiert, dachte ich, er wird beschenkt mit Gaben und guten Wünschen, mit Sekt wird sein ›Geborensein‹ begossen, mit ›Happy Birthday‹ besungen von Gästen, weil es so üblich ist und es eigentlich kein richtiges Lied in deutscher Sprache für dieses Ereignis gibt, nur eine holprige Übersetzung der Worte, die keiner recht mag.

Wer denkt bei einer Geburtstagsfeier an die Mutter, die diesen Menschen geboren hat? Müßte man nicht vor allem die Mutter des Geburtstagskindes ehren und feiern an diesem Tag?
Auch ich hatte vergessen, an sie zu denken. Jetzt schaue ich sie an: Dieser kleine, in sich selbst zurückgenommene Mensch ist der warme Urgrund, in dem ich gewachsen bin.
Niemals habe ich mit meiner Mutter über meine Geburt gesprochen. Diese Elterngeneration war zu verschlossen, um Gespräche zu führen, die an Intimes rühren. Und wir Kinder, in diesen engen Grenzen aufgewachsen, wir haben es akzeptiert.
Wie war meine Mutter, als sie jung war?
Schöne Porträts von ihr besitze ich. Ihr Hochzeitsbild fällt mir ein, das sie uns Kindern oft mit Stolz gezeigt hat: Mein Vater, groß wirkte er und überaus schlank im tadellos sitzenden Frack, den Zylinder hielt er in der rechten Hand; meine Mutter, etwas kleiner neben ihm, ihre Gestalt von geraffter und fallender Seide bodenlang umhüllt, ihr Brautschleier, der kunstvoll hochgesteckt war über ihrem dunklen Haar – als Kind fand ich, es sah aus wie ein lustiger Hut –, in dieser Tüllwolke lag ein Myrtenkränzchen. Den Hochzeitsstrauß hatte man ihr in beide Hände gelegt, leicht nach der linken Seite zu, damit die langen Seidenbänder des Blumengebindes attraktiv zwischen ihrem Festkleid und den engen Hosenröhren des Frackanzugs meines Vaters herunterflossen. Die Eltern standen zusammen, ohne einander zu berühren, aber vom Fotografen mit künstlerischem Blick so arrangiert, daß Mutter sich ihrem Bräutigam zuzuneigen schien.
Und dieses angestrengte, gefrorene Lächeln von beiden!
Was kann ich heute aus dem Hochzeitsfoto meiner Eltern herauslesen? Was weiß ich vom Leben meiner Mutter? Über die Ehe meiner Eltern?
Erzählt wurden uns Kindern manche Tatsachen – eine gemeinsame Motorbootfahrt auf der Mulde, die unsere kleine Heimatstadt prägte, ein Hochwasser, das Keller und Stra-

ßen der Unterstadt überflutet hat; mein Vater als ›Kegelmeister‹ an einem Weihnachtsfest: Einen ganzen Hasen hatte er mit einem Wurf in die Vollen erkegelt! So hat unsere Mutter es stolz ausgerufen.
Wie aber haben meine Eltern als Mann und Frau zusammengelebt? Haben sie einander geliebt? Nie sah ich eine Zärtlichkeit zwischen ihnen, nie eine liebevolle kleine Geste, nie ein Kosewort. Haben meine Eltern ihre Kinder gewollt? Alles tabu – nichts weiß ich von meiner Mutter.
Hatte sie komplizierte Schwangerschaften? Fehlgeburten? Mit welchen Empfindungen hat sie ihre Kinder getragen – wie waren die Geburten? Keine Klinik, soviel ich weiß. Aber das ersehe ich nur aus dem Ort meiner Geburt. Alles andere ist schamvoll von Schweigen umgeben. Alles Menschliche ist im Dunkel geblieben.
Die Tatsache der Geburten. Datum. Punktum.
Viel zu spät komme ich dazu, Fragen zu stellen. Wie war es, Mutter, als du mich geboren hast, dein zweites Kind?
Niemand wird mir heute noch Auskunft geben können. Mein strenger, unnahbarer Vater ist längst gestorben. Mutters Geschwister, zwei Schwestern und ein Bruder, sie leben nicht mehr.
Nur meine Mutter ist noch da. Aber sie schweigt, und sie lächelt, und sie treibt auf und ab in ihrer Traumwelt.
Gestern, in der Stunde, in der ich wortlos bei ihr saß und versucht habe, über meine Geburt nachzudenken, gestern ist mir bewußt geworden, daß ihre Unfähigkeit zu sprechen, sich logisch verständlich zu machen, nicht bedeuten muß, daß sie innen leer ist.
Eine für mich vielleicht ungeordnete Welt lebt in ihrem Gedächtnis, Bilder und Szenen sind in ihrem Sinn, die sich wohl wunderlich vermischen, aber ihr Freude bereiten, denn sie ist nicht verängstigt, sie fürchtet sich nicht.
So kann es wohl sein, daß sie mich erkennt, vielleicht an immer wiederkehrenden Gesten, an kleinen Zärtlichkeiten, auf die sie mit einer ihr zur Gewohnheit gewordenen Zärtlichkeit antwortet.
Jetzt wärmt sie meine Finger, streichelt jeden einzeln.

Nun kraule ich ihr volles Haar im Nacken, sie legt den Kopf zurück, schließt wohlig die Augen, erhascht meine Hand und küßt sie innig.
Ich bin ihr Kind. Sie hat mich geboren. Sie muß es doch tief innen spüren und mich erkennen.

18.12.1987

Geschäftig und laut geht es zu in diesen vorweihnachtlichen Tagen mitten in der Stadt. Die Auslagen wetteifern mit Glitzerglanz und Lichtspielereien, sie wollen die Kauflust anreizen, sei es mit Farben, so poppig wie möglich, mit Klingklang und künstlichem Schnee, mit Goldsternen und mit nickendem, kreiselndem Spielzeug, und die Kaufhäuser sind randvoll von fröhlicher, gnadenbringender Weihnachtszeit, von leise rieselndem Schnee, und noch das Lied vom immergrünen Tannenbaum im Ohr, empfängt mich im nächsten Stockwerk der Ruf, ihr Kinderlein kommet –.
Ist es noch die Seligkeit vergangener Kindertage?
Gewiß nicht. Aber ich bin weit entfernt, abzulehnen, wie es heute ist. Ich weiß, daß Kaufen und Verkaufen notwendig ist, ich weiß von Ökonomie, von der engen Verbindung zwischen Umsatz, Gewinn, Arbeit und Lohn.
Eigentlich bin ich nicht böse über diese überfordernde, vordergründige Stimmungsmache. Ich bin meiner sicher genug, mir meine eigene Weihnachtsfreude auszumalen, nehme die Kulisse lächelnd, das bunte Treiben macht mir Laune.
Ein Stück naiver Kindlichkeit in mir läßt mir Freude am Glanz, am Strahlen im Dunkel, am Klang vertrauter Kinderlieder. Und alles zusammen weckt Kindheit in mir.
Wie war das daheim bei Vater und Mutter und zusammen mit meinen Brüdern? Fast kommt es mir vor, als sei die Vorfreude, die ich jetzt empfinde, größer – wie soll ich sagen –, unbelasteter, heller, leichter als das Freuen auf Weihnachten in meiner Kindheit.

Was ich heute erinnere?
Die früheste Erinnerung taucht mir auf aus einem alten, vergilbten Schwarzweißfoto: Da sitze ich vor meiner Puppenstube. Ich selbst wie eine Puppe mit dunklem glatten Bubikopf, so nannte man diese Frisur damals, und neben mir hockt mein älterer Bruder Horst, der drei Jahre vor mir geboren wurde.
Unsere Mutter neigt sich uns beiden leicht zu. Auch sie mit dem kurzgeschnittenen Haar, als sei ich nur ihr verkleinertes Abbild.
Was mir vor allem einfällt bei diesem Schnappschuß, den mein Vater mit Hilfe eines Blitzlichtes gemacht hat – einer nicht einfachen Prozedur, erinnere ich mich: ein Besenstiel wurde über den Schrank gelegt und an ihm ein Beutelchen befestigt, das mit einem Streichholz angezündet wurde –, was mir einfällt beim Betrachten dieses Fotos, das ist der Geschmack von geriebener Blockschokolade mit Nüssen, eine Mischung, die ich mittels einer kleinen Reibmaschine selbst herstellte an Weihnachten.
Das Handmaschinchen hatte mein Vater am Holzboden der Puppenstube festgeschraubt, und wenn ich die kleine Kurbel zu hastig drehte, wackelte die ganz winzige Puppenstube, der Puppenschrank kippte, flog auf den Puppentisch, und die Puppentäßchen und Puppentellerchen klirrten auf den Boden, der Puppenherd rutschte weg von der Wand, und aus der Puppenbratpfanne sauste die brutzligbraune Marzipangans mir in den Schoß.
Diese Erinnerung weckt heute in mir ein Lachen. Damals habe ich geweint. Was war das für ein dreijähriges Kind noch für ein Kummer!
War denn die gepriesene Kinderseligkeit an Weihnachten nur eitel Freude und Lachen?
Das Ausgesperrtsein vom Wohnzimmer, in dem schon tagelang gewerkelt wurde und gerichtet, wo Heimliches geschah, es war eher Schmerz, es war fremd, es war Ungewißheit, nicht genau zu beschreibendes Unbehagen, das nahe an Angst grenzte, es war Alleingelassensein dabei, denn die Eltern hatten keine Zeit für die Kinder.

An Duft erinnere ich mich – nie wieder hat mich dieser warme, süße Backduft getroffen, der die Vorweihnachtszeit in meinem Elternhaus ausmachte. Lange vor dem Fest wurde Stollen gebacken. Es kam der Bäckergehilfe zu uns, er knetete den Stollenteig in einem Holztrog.
Mit großen Augen standen wir Kinder dabei. Ich sehe noch seine bis zu den Ellenbogen weiß bemehlten, starken Arme, höre den Teig zwischen seinen Fingern glitschen, »mehr Mehl«, sagte der junge Mann zu meiner Mutter, die hilfsbereit neben ihm stand, »jetzt das warme Fett, – nun noch Milch –«.
Er klebte mir einen Teigfetzen in die offene Hand – wie das schmeckt, so halbfertig, so nach Hefe.
Alles das war nur Vorgeschmack. Das war am frühen Morgen. Zum Mittagessen gab es statt Suppe und Fleisch nur Kartoffelkuchen. Der wurde aus Stollenteig mit einem Teil gekochter, zerdrückter Kartoffeln auf dem Blech ausgerollt, mit Butter und Zimtzucker bestreut und noch warm gegessen. Unvergeßlicher Genuß!
Gegen Abend wurden dann die gebackenen Stollen gebracht, die der Bäcker in seinem großen Backofen abgebakken hatte. Viele Male kam der Bäckergehilfe über die Straße zu uns, auf dem Kopf trug er ein langes Brett, das er mit einer Hand lässig balancierte. Nie ist ihm ein Stollen abgerutscht, was war da für ein Staunen in mir.
»Wohin?« rief er. Meine Mutter hatte schon alles vorbereitet: Ein halbes Dutzend der Stollen wurde auf den Schränken gelagert, die zuvor mit Pergament abgedeckt worden waren; andere wurden auf Tische gelegt, in ausgeräumte Schubladen, auf Regale, in eine Truhe. »Neunzehn Stück und ein halber!« rief der Bäckergeselle, »stimmt's?«
Dieser Duft – wochenlang! Noch im Februar hat meine Mutter für uns Stollen aufgeschnitten.
War das Weihnachten für mich?
Eigentlich viel mehr ein Fest, als der Moment, in dem Vater die Tür zum Weihnachtszimmer endlich öffnete, die sogenannte ›Mittelstube‹, die nun im Glanz der Kerzen erstrahlte.

Wahrhaftig, nur dieser Augenblick war wirklich – wenn ich zurückdenke – Fröhliche Weihnachten.
Was danach kam, war ohne Festlichkeit. Meine sachlichen Eltern fanden stets, daß wollene Strümpfe, Handschuhe, eine Mütze doch die besten Geschenke waren, weil sie nützlich sind und eine Weile überdauern. Als ich Schulkind war, gab es für mich noch ein Buch dazu. Und ich setzte mich in eine Ecke, las das Bändchen in einem Zug aus.
Und dann? Ernüchterung. Ermahnung: Stoßt nicht an die Kerzen! Eßt nicht alles vom bunten Teller gleich auf! Verschüttet nichts! Zankt euch nicht!
Während ich vor meiner Mutter sitze, die anderen Frauen in den Stühlen ringsum uns mit großen Augen stumm betrachten, steigt das alles vor meinen Augen auf.
Wenn ich Mutter doch fragen könnte! Wenn ich doch ein Licht aufgehen lassen könnte in ihrem verdunkelten Geist! Diese Bilder in ihre Erinnerung zurückrufen könnte! Wie würde sie sich freuen!
Wenn wir uns doch an diesem Weihnachtszauber draußen gemeinsam erfreuen könnten, beieinandersitzen in einem kleinen Café, uns gegenseitig abfragen: Weißt du noch? – Weißt du das noch?
Bitter fällt mir ein: Wann habe ich das wirklich mit Mutter getan, in ein Café gehen, Kuchen essen?
Es ist lange her. Als sie noch laufen konnte. Als sie ihr Kuchenstückchen noch selbst auswählen konnte.
Aber sie sprach so laut, daß andere Gäste sich nach ihr umgedreht haben. Sie ließ den Löffel auf den Boden fallen. Sie verschüttete ihren Kaffee. Es war mir peinlich.
Nie wieder, habe ich gedacht. Es ist mir damals nicht bewußt geworden, daß es so schnell sein würde: nie wieder.
Warum das Weisewerden immer nur aus schmerzlicher Erfahrung wächst, warum?
Mutter lächelt. Nie klagt sie.
Nichts weiß sie von Weihnachten. Sollte nicht doch der Klang des vertrauten Weihnachtsliedes in ihr Bewußtsein dringen, das eben durch die Rundfunkanlage des Hauses übertragen wird?

Ich kann es mir einfach nicht vorstellen, daß sie es nicht hören, nicht mehr begreifen kann, daß sie jetzt nicht auch weihnachtlich empfindet, daß sie nicht ein wenig mitsingen kann oder sprechen, und wenn es nur einzelne Worte wären, ... kommt mit seinen Gaben ...
Bei meinem heutigen Besuch habe ich meine Trauer nicht hinter einem bewußt frohen Abschiedsgruß verborgen. Ich war einfach wütend. Ich war aufgebracht – warum gerade meine Mutter? Es gibt doch andere sehr alte Menschen, die noch sprechen können und lesen und vorausdenken und sich erinnern – warum gerade meine Mutter?

21.12.1987

Sie hat die Ärmel ihres weißen Pullovers bis über die Ellbogen geschoben, ihre Arme sind dünn, die Sehnen treten stark hervor, die Haut ist dunkelfleckig bis über den Handrücken, es sieht aus wie zerlaufende Sommersprossen, auch in ihrer Gesichtshaut mehren sich diese Flecken; das weiße Haar fällt glatt bis unterhalb der Ohren.
Irgendwie erinnert sie mich an ein Foto des betagten Franz Liszt in Weimar vor seinem Klavier.
Mutter ist kein Künstler, und nie hat sie Klavier gespielt.
Gewiß hat sie als gute Hausfrau unser schwarzglänzendes Klavier abgestaubt, vielleicht auch den Deckel aufgehoben, den grünen, ausgezackten Filzläufer von den Tasten genommen, aber wohl nur, um nachzusehen, ob die elfenbeinfarbenen Tasten sauber sind. Hat sie je eine Taste angeschlagen?
Wir Kinder durften es nie. Mit großen Augen standen wir neben Vaters Drehsessel, wenn er am Sonntag spielte. Aber selten. Nur gelegentlich. Und ich erinnere nur ein einziges Stück, das er ohne Noten für uns spielte. Er nannte es: Heinzelmännchens Wachtparade.
Nicht ein kleinster Melodiebogen davon blieb mir im Ohr.

Vielleicht war es nur der Titel des Stückes, hinter dem meine kindliche Phantasie Buntes sah, Fröhliches, Zipfelmützen und Zwergenaufmarsch – aber ich erinnere damit das Gesicht meines Vaters, das aufgeschlossen war und heiter. Nie sonst sah ich meinen ernsten Vater so gelöst.
Mutters Hände tasten nun über ihren kleinen Stuhltisch, sie fühlen dem schmalen, erhobenen Rand nach, der verhindert, daß eine Tasse, ein Teller unversehens heruntergleiten kann. Nun klopft sie wieder die helle Holzplatte ab, von rechts nach links mit flacher Hand, folgt mit dem Blick und der Bewegung ihres Kopfes der klopfenden, wandernden Hand, als sei sie ihr nicht zugehörig.
Immer wieder das gleiche Spiel, denke ich, nichts Neues fällt ihr ein, immer wieder dieses Klopfen, Klopfen, gleichmäßig wie ein Metronom zerhackt sie die Stille ringsum, tack-tack-tack, sinnlos, denke ich, quälend, ob sie es denn fühlt, das Holz? Ob sie ihn hört, den Schlag?
Ich halte diese unruhige Hand fest. Da schaut sie auf, bemerkt mich.
»Das hab' ich nicht gewußt«, sagt sie. »Guten Tag.« Sie schüttelt meine Hand, ihre Finger packen sehr fest zu.
Ihr Mund scheint kleiner geworden zu sein. Die unteren Zähne fehlen. Ich sage »ja« und »alles ist gut« und »ich freue mich«.
Aber sie nimmt eins wie das andere auf oder keins von allem, sie nickt ernsthaft, lacht ihr kleines, stimmhaftes Lachen.
»Schokolade?« Ja, das versteht sie, wie ein sehr kleines Kind. Aber sie sieht das kleine Stückchen Schokolade nicht, das ich ihr auf einem Stückchen Silberpapier vorlege, sie lacht mich an, versteht meine Worte nicht. »Hier«, sage ich, »nimm es!« Ich nehme ihre Hand, lege es in ihre Handfläche, sie lacht, läßt es fallen.
Obwohl ich weiß, daß der Abbau ihrer Nervenzellen unaufhaltsam fortschreitet, daß diese Alzheimer-Krankheit sie nie wieder aus ihrem schleichenden Verlauf entlassen wird, will ich es nicht wahrhaben. Ich streiche über ihre Finger. Keine Reaktion. Ich hebe die faltige Haut vorsichtig auf,

unter der sich die Adern ihres Handrückens schlängeln. Nichts ereignet sich in Mutters Augen. Ob sie nichts mehr fühlt? denke ich, und kleine spitze Ängste durchstoßen meinen beherrschten Verstand. Ich zwicke diese Haut mit spitzen Fingernägeln. »Au!« ruft sie.
Da bin ich froh. Und ein bißchen schäme ich mich der winzigen Grausamkeit wegen. Aber nun weiß ich, daß Mutters Haut Schmerz fühlt, also muß sie auch meine Zärtlichkeit fühlen. Nun streichele ich sie, locke ihr Freuen heraus, ihr glucksendes Lachen, nehme ihren Kopf in meine Hände, fühle diesen kleingewordenen Schädel, so kommt es mir vor, sie schließt die Augen vor lauter Wohlbehagen, legt ihren Kopf in den Nacken.
So gering das wirklich faßbare Erleben dieser wenigen Minuten heute war, so deutlich bleibt mir die Erinnerung daran. Es ist, als würde in diesen kurzen Besuchen eine Intensität für uns beide liegen, die mit Worten nicht auszudrücken ist. Eine Innigkeit, ein kreatürliches Gefühl des Zusammengehörens, eine Ahnung von Blutsverwandtschaft auch in ihr.
Noch an diesem Abend, beim Schreiben, breitet sich eine ruhige Sicherheit in mir aus.

22.1.1988

Weihnachten und Silvester sind vorübergezogen wie an einem bunten Stück. Gäste kamen und gingen, es gab ein fröhliches Geschenkeauspacken unterm Weihnachtsbaum und Essen, Trinken und ein frohes Wandern durch den blätterleeren Wald.
Noch immer kein Schnee! klagen wir einander. Und ruhige Stunden beim Lesen und immer wieder Wärmegrade draußen. Ganz ungewöhnlich, sagen alle, die Frühlingsblumen zeigen schon ihre Spitzen, fast fingerlang – wenn das so weitergeht mit dem milden Wetter und wenn dann ein Wetter-

sturz kommt wie im vergangenen Jahr – was wird das geben!
So neigte sich das alte Jahr, und das neue steigt nun schon voran, heller schon um ein Weniges am Morgen, wenn ich aufstehe zur üblichen Zeit.
Es geht weiter, und wie wird es gehen, fragen wir nicht.
Nichts ist verändert auf der Pflegestation 4.
Ich könnte jetzt Mutter ganz fröhlich fragen, na, wie war das im vorigen Jahr? Und hattet ihr eine schöne Weihnachtsfeier? Und hattest du auch Besuch? Nichts würde sie verstehen. Jaja, würde sie sagen und mit großen Augen bestätigen, was sie nicht weiß und nicht sagen kann.
Niemand von der Familie wollte Mutter besuchen. Ihre Fragen an mich nach ihrem Befinden kommen mit einem gewissen bittenden Unterton von Verzeihung.
Ich habe Verständnis. Ich könnte ihnen sagen, wie lange ich gebraucht habe, um meine Verstörung, meine Abwehr, meine Angst, auch Widerwillen und Auflehnung, zu beherrschen. Besser: die andere Seite des Menschlichen zu stärken: Erbarmen, Mitleid, Liebe, Gutes tun. Aber ich schweige nun. Und nicht aus Enttäuschung oder aus Bitterkeit.
Nichts hat sich verändert in Mutters Leben, so scheint es. Sie sitzt allein in ihrem Lehnstuhl, Frau H. sitzt neuerlich ein Stück entfernt von ihr. Warum? Ich hoffte, sie würden gelegentlich miteinander sprechen.
Aber ich verwerfe den Gedanken. Es gibt kein Gespräch mehr zwischen ihnen. Beiden Frauen ist nicht einmal bewußt, daß sie seit Monaten das gleiche Zimmer teilen, Bett an Bett schlafen. Sie kennen einander nicht. Obwohl ich es nicht sehe, weiß ich doch: Es hat sich etwas verändert in der Zwischenzeit. Der alte Herr P. ist gestorben. In der Zeitung habe ich die Todesanzeige gelesen. Der alte Herr, der immer seinen Gehstock mit dem elfenbeinfarbenen Griff zwischen den Händen hielt, wenn er neben Mutter am Tisch saß.
Eine Lücke ist gerissen in die kleine Runde, die sich gelegentlich hier im Flur versammelt. Ich sehe ihn noch vor mir, den Tischnachbarn meiner Mutter, höre seinen empörten

Ruf: Ruhe! Die lacht immer so! Ein Vorwurf, der keine Antwort, keine Regung auslöste, der Mutters Verstehen nie erreicht hat.
»So plötzlich?« frage ich vorsichtig. »Und wann?« Die Schwester lächelt sanft abwehrend auf meine Frage. Ich verstehe: Hier wird nicht vom Sterben gesprochen.
Der Tod kommt hier leise. Hier geschieht kein Drama. Kein Unfallopfer wird eingeliefert mit Blut und Schmerz und Stöhnen, das ein Team mobilisiert, eine Mannschaft aufruft, die gegen das Sterben angeht mit kühlem Sachverstand und bewährter Technik.
Das Sterben wohnt hier in allen Räumen. Es hat sich lautlos eingenistet und ist allgegenwärtig. Es verrichtet seine Arbeit mit Umsicht. Ohne zu drängen, läßt es dem Leben Zeit, sich auszuhauchen. Und wenn dann seine Zeit gekommen ist, wird der Tod eintreten, seinen großen, weiten Mantel öffnen und diesen Menschen an sich nehmen in Güte.
Der Tod wird hier erwartet, er ist willkommen. Die Türen stehen offen. Ich denke mir, daß er nicht im schwarzen Gewand der Trauer kommt. Auch nicht in der Farbe des bleichen Tuches, in das man einen toten Körper hüllt. Hell ist sein Gewand, das er hier bei seinem Kommen anlegt, so stelle ich es mir vor, hellblau wie der Himmel im Frühling, den alle Frauen und Männer, die hier dahindämmern, nicht mehr sehen.
Und so umfängt er freundlich und ohne Schrecken den Menschen und trägt ihn fort.
Meine Mutter lächelt. Sie muß meine Nähe wohl auch ohne körperliche Berührung spüren. Frau H. singt leise vor sich hin. Sie wissen nichts voneinander. Sie fragen nicht.
Einer aus der Runde ist gegangen. Sie haben ihn vergessen. Sie haben ihn nie gesehen. Sie vermissen ihn nicht. Sie trauern nicht. Sie leben nur ihrem eigenen Atem, ihrem Herzschlag, ihrem Hunger, ihrem Sattsein.
Vielleicht ist das Nichtwissen eine Gnade, die ihnen gegeben wurde.

30.1.1988

Meine Tage sind prall gefüllt mit Pflichten und mit Ablenkungen, und dann fesselt mich wieder meine Arbeit am Schreibtisch, als gälte es, das neue Jahr mit einem Riesenschwung zu beginnen, der mich voranbringen könnte. Wohin? Das Ziel ist nicht das wichtigste, es kann noch wechseln. Der Weg ist wichtig, das Dasein, das Anpacken.
In einer Stunde wie dieser empfinde ich mich wie heimgetrieben nach weitem Flug. Das Einkehren in meine Gedankenwelt ist auch immer ein Zurückkehren zu meiner Mutter, ein Besuch bei ihr.
Anfangs aus Pflicht und Neigung zugleich bin ich auf dem Weg, erledige noch hastig dies und das, wirklich gleicht es einem Fliehen – ich fliehe, ziehe weite Kreise um das Altenzentrum, bin noch immer nervös, habe die Uhrzeit im Sinn, zwinge mich, die Stufen des Treppenhauses langsam zu gehen. Ich rufe mich zur Ordnung.
Und dann geschieht Seltsames: Wenn ich vor meiner Mutter sitze, sie betrachte und hoffe, mich in ihr Bewußtsein zu bringen, fällt die Hektik von mir ab. Ich bin nicht mehr enttäuscht, wenn es mir nicht gelingt, etwas in ihr zu wecken, das sich auf mich allein, auf ihr Kind bezieht.
Irgendwann in dieser kleinen Zeit bei ihr, spüre ich ihr Nahesein, ein wortloses Wissen dämmert ihr auf. Ich nehme es wie ein Geschenk.
Ihr Zurückkehren in das Kindsein, das Tasten, das Vorsichtigsein und ihr spontanes Lachen, wenn ich ihr zunicke, sie berühre, das weckt in mir die mütterlichen Gefühle, die mich bewegten, als ich das Erwachen meiner Kinder erlebte.

2.2.1988

Diese Umkehr! Eine Greisin lebt sich zurück in ihre Lebensanfänge. Sie lernt vergessen. Alle Erfahrung fällt von ihr ab: Über neunzig Jahre atmen, essen, sprechen, alle erlernten Fähigkeiten eines langen Lebens sind wie nicht gewesen.
Alle Wohltaten, viel Leidvolles, auch Glücklichsein, alle Pläne, Hoffnungen, Enttäuschungen – nichts davon ist mehr in ihr. Immer weniger Worte stehen auf den Seiten ihres Lebensbuches, die weißen Blätter häufen sich – und plötzlich bricht da ein Schrei hervor aus einer urtiefen Erfahrung, für die sie keine Erklärung mehr geben kann.
Ein Schrei. Ihr Aufschrei, ihr erschrecktes Abwehren, eine für mich grundlose Angst in ihren Augen, das hat mich wach gemacht, als ich heute bei ihr saß, ruhig und still bei ihr eingekehrt war. Es hat mich herausgerissen aus meiner besinnlichen Rückschau auf ihr Leben.
Was war geschehen? Eigentlich nichts. Der Kragen ihrer Bluse hatte sich nach innen verkehrt. Nur eine kleine Unordnung an ihrer Kleidung. Ich hätte es übersehen können. Aber wie einst bei meinen kleinen Kindern griffen meine Hände zu, wie gewohnt – und da schrie Mutter auf! Hart schlug sie auf meine Hände. ›Nein!‹ schrie sie, ›nein – nicht! Nein!‹
Es hat lange gedauert, bis wie wieder ruhig geworden war. Wir beide hatten dann ein langes Stillsein miteinander. Wenn ich sie doch fragen könnte, dachte ich, warum die Bewegung meiner Hände sie so ängstigen konnte?
Nichts mehr weiß sie von ihrer Gegenwart. Sie weiß nicht, ob sie gegessen hat, ob sie gut geschlafen hatte, welche Tageszeit es ist. Aus welcher Tiefe ist diese Angst in ihr verdunkeltes Bewußtsein eingedrungen?
Vielleicht war es nur eine unbewußte Reaktion, die sie gewiß jetzt schon vergessen hat, so beruhige ich mich. Sie ist wieder zum Kind geworden, folgere ich weiter, also muß es eine erschreckende Erfahrung ihrer frühen Kindheit sein, eine Verstörung, die mit meinem versuchten Griff nach ih-

rem Kleid in ihr hellwach geworden ist. Griff nach ihrem Kleid? Griff nach ihrem Hals?
Was war geschehen vor Jahrzehnten, vor Zeiten ihres Lebens, für die es keine Zeugen mehr gibt?
Wie empfindsam ist ein Kind für eine seelische Verletzung? Vernarbt die Wunde? Oder bleibt das Trauma unterschwellig bestehen, ist nur überlagert? Und kann es unvermittelt wieder aufbrechen bei ähnlicher Erschütterung?
Während ich Mutters nun wieder ruhig gewordene Hände hielt, habe ich mich in meine eigene Kindheit zurückgetastet.
Ich erinnerte mich an eine frühe Angst, die mich tief getroffen hatte, mich in Abständen später immer wieder bedrängt hat, die im Laufe der Jahre ihr Gesicht veränderte, den Ort und die Zeit, deren Farben dunkler wurden oder greller – aber Ursache blieb diese erfahrene tiefste Angst meiner kindlichen Psyche: allein zu bleiben. Verlassen zu werden. Nie wieder.
Und erst viel später, als ich dieses Erlebnis meiner frühen Kindheit aufgeschrieben habe, hat es mich nicht mehr verfolgt. Ich hatte es mir ›von der Seele geschrieben‹.
Heute abend habe ich in meinem kleinen Archiv gekramt. Manches fiel mir in die Hände, das ich längst vergessen hatte. Gelegentlich habe ich mich beim Lesen gefragt: Wann war das? Und das habe ich mir gemerkt, es notiert?
Ich habe die kleine Aufzeichnung gefunden, die ich damals ›Frühe Angst‹ genannt habe.
Gerade in der Verschlüsselung, einer mir damals eigenen, gewissen vorsichtigen Art, meine Anonymität zu wahren, erkannte ich nun, daß die Verallgemeinerung der Personen – die Mutter, das Kind – auch damals zur Bewältigung meiner Verstörung notwendig war.
Im Verzicht auf die Ichform, so sehe ich es heute, ist mir unbeabsichtigt bewußt geworden, daß ein tief empfundenes Angsterlebnis, in welcher Form auch immer, die Psyche eines jeden Menschen nachhaltig beeinflußt.
So will ich es auch unverändert einfügen in die Aufzeich-

nungen über meine Mutter, die mehr und mehr zum Protokoll meines eigenen Denkens werden.

Böse, böse – hallt es in dem Kinde nach, und das Bösesein richtet sich nun auf alles um es herum. Du Schrank bist böse! Und es stößt mit dem Fuß an die weiße Tür, daß ein langer, schwarzer Kratzer hervorspringt. Du böses Auto! Und es schleudert das Spielzeug zornig in die Ecke.
Heiße, rote Wut tanzt vor seinen Augen, und die will, daß die Füße trampeln und die Arme um sich schlagen. Und dann, in die kleine Pause des Atemholens hinein, ehe es Zeit findet, aufs neue gegen die böse Welt anzustürmen, kommen Mutters Worte, leise, fast tonlos: »Du bist böse! Ich gehe fort und komme nie wieder!«
Tiefes Erschrecken fällt in das Kind hinein. Es hält inne im Atemholen für den neuen Zorn. Sein Mund bleibt offen. Seine Augen werden groß und weit, und das Zornigsein läuft davon wie ein kleiner Hund.
Unsicher tastet das Kind mit den Händen rückwärts, am Tisch entlang, langsam, bis in den schmalen Raum hinein zwischen Wand und Schrank, wo die Besen hängen.
Es ist jetzt ganz still in der Küche. Die Uhr tickt. Die Mutter steht am Fenster. Sie hat das zerbrochene Spielauto aufgehoben und betrachtet es. Aber sie ist nicht traurig, wie man über ein zerbrochenes Auto traurig ist, denkt das Kind. Es ist irgendwie anders.
Das Kind spürt seine dumpfen Herzschläge am Halse, in den Ohren und im Magen. Dort fangen sie nach einer Weile an, weh zu tun.
Tief innen, wo vorher das Bösesein gehockt hatte, sickert nun etwas anderes von allen Seiten ein. Das Kind kennt es. Es drückt auf die Brust, macht den Atem klein und hat viele Namen: abends allein in der Wohnung sein. Auf der Schaukel sein, wenn sie den allerhöchsten Schwung erreicht hat. Allein einem großen Hund begegnen. Oder auch, etwas zerbrochen haben. Mamas schönste Vase.
Stumm setzt die Mutter die Teller in den Schrank, stellt den Eimer weg. Alles klingt lauter als sonst, härter.

Nun wird sie gehen, denkt das Kind. Und sie kommt nie wieder. Mama. Nie wieder.
Ganz nahe geht die Mutter an dem Versteck vorbei. Mit blicklosen Augen sieht sie durch das Kind hindurch. Klapp, klapp, den Flur entlang. Die Tür fällt ins Schloß.
Das Kind wagt nicht sich zu rühren. Es macht sich ganz klein. Schmerzhaft spürt es die Besenstiele in seinem Rükken. Heiß beginnt es, ihm in die Augen zu steigen, und alles ringsum verschwimmt: Herd und Tisch und der kleine Schuhschrank mit dem häßlichen Kratzer im Lack. Etwas schnürt ihm den Hals zu, daß ihm der Atem stockt. Es schlägt die Hände vor das Gesicht, und an dem dicken Kloß im Halse vorbei zwängt sich ein tiefer Schluchzer: Mama! Nie wieder, – Mama –.
Dann aber dreht sich ein Schlüssel im Schloß, und das Geräusch der zufallenden Wohnungstür dringt an sein Ohr. Vertraute Schritte, das Kind hält den Atem an, die Küchentür schnappt auf, Mutters Schulter schiebt sich durch den Spalt; sie hat die Klinke mit dem Ellenbogen geöffnet.
Sie trägt die kleine Wanne, die immer im Keller steht, vor sich her, setzt sie auf der Bank ab. Sie schiebt sich eine Haarsträhne aus der Stirn und atmet tief auf.
Ein Griff nach dem großen Wassertopf, der brodelnd und zischend auf dem Herd steht, sie hält ihn von sich ab, und ihr Kopf wird vom Wasserdampf eingehüllt. Ein Schwapp von dem Heißen, Dampfenden stürzt in die Wanne.
Aber da hält sie inne. Ein heller Schrei steht im Raum, der alles verdrängt: Bösesein, Versteckenmüssen, Angsthaben, Mama, nie wieder.
Das Kind läuft aus seinem Versteck heraus und schaut in die Wanne.
»Ein Frosch!« ruft die Mutter. »Sieh nur, ein kleiner Frosch!« Doch der ist nun verbrüht und tot und hat alle viere steif von sich gestreckt.
Aber sie schauen einander an, die Mutter und das Kind, dann wieder den kleinen totgebrühten Frosch. Die Augen der Mutter sind wieder hell und warm und gut und voller Bedauern.

Und in dem Kind ist nichts als Freude, große Freude. »Mama«, sagt es und schiebt verstohlen seine kleine Hand in ihre Schürzentasche.

Alles ist beim Lesen wieder wach geworden in mir: diese kleine Etagenwohnung im 4. Obergeschoß eines großen Mietshauses mitten in der Stadt.
Und erschreckend formte sich wieder Mutters Schrei in meinen Ohren, ich fühlte ihre harten Hände auf meinen Armen, sah ihre Augen vor mir, wie einen dunklen See, in dem sich meine Erschütterung spiegelte.
Mit meiner sprachlos gewordenen Mutter zusammen begegne ich meiner Kindheit.
Wie sich da die Kette der Generationen formt: die miterlebte Kindheit meines Enkelkindes, die erlebte Kindheit meiner Kinder, meine Kindheit – die Kindheit meiner Mutter ist nun schon ins Dunkel versunken. Ich kann nur ahnen, was einst ihr kindliches Empfinden so tief verletzt hat, daß bei der helfenden Bewegung meiner Hände ein Urschrei in ihr aufbrach, eine Urangst, die sie nie hatte bewältigen können.
Ich habe Mutter noch lange betrachtet. Ihr Gesicht wirkte erschöpft, wie gezeichnet von einer großen Anstrengung. Ich fühlte, sie ist wieder in ihr Dämmern zurückgesunken, in ihr Träumen, ihr Traumdämmern, ihr Schlafen, Traumschlafen, in ihr dunkles Nichtwissen, ihren Urgrund, zu dem ich keinen Zugang habe.
Auf Zehenspitzen bin ich davongegangen.

28.2.1988

Nur zögernd nehme ich den dicken Packen beschriebener Seiten wieder aus dem Schrank. Es fällt mir schwer, Anschluß an meine Aufzeichnungen zu finden, obwohl auch während der vor wenigen Tagen beendeten Winterreise in die Berge meine Gedanken gelegentlich den Weg zurückgefunden haben zu meiner Mutter, die in dem großen Haus in der Stadt lebt, wo sie von freundlichen Menschen betreut wird.

So heiter, voller Sonne, Schnee und Bewegung die Wochen dort im Urlaub waren, genauso hell und gut stand mir unversehens immer wieder das Bild meiner Mutter vor Augen. Ich sah sie so wie bei meinem letzten Besuch vor der Abreise.

Ohne weitere Erläuterungen verzeichnet mein Kalender nur das Datum: 3. 2. 1988:

Schön war sie. Einzig dieses Wort fand ich zutreffend, und es umrahmte meine Erinnerung.

Mutter saß an anderer Stelle als sonst im breiten Flur der Pflegestation, sie konnte mir entgegensehen. In einen hellblauen Pullover aus weicher Wolle gehüllt, schien sie erstaunlich verjüngt, ihr Gesicht wie rosig angehaucht, und das dichte, weiße glatte Haar wehte locker um ihren Nakken, als sie mir zunickte.

Was für ein Bild!

Nicht wichtig war es mir, daß kein Funke von Erkennen in ihren Augen aufblitzte, als ich mich zu ihr setzte und sie begrüßte.

Ganz hingegeben an ihr kleines Kaffeegedeck, verzehrte sie das Gebäck mit Vorsicht, mit Sorgfalt hob sie die Henkeltasse zum Mund, trank, ohne sich zu beschmutzen. Mit sichtbarem Behagen war sie allein mit ihrer kleinen Mahlzeit beschäftigt. Ihre gezielten Bewegungen waren ohne Hast, sie genoß Essen und Trinken wie ein außergewöhnliches Ereignis.

Kein Wort hatte sie für mich. Nur gelegentlich traf mich ein Blick aus ihren großen braunen Augen, in dem ich las: Es schmeckt mir. Ich fühle mich wohl.

Es war wohl mein schweigsamster Besuch bei ihr.

Heute abend lasse ich die vielen beschriebenen Blätter der »Notizen über meine Mutter« flüchtig durch meine Hände gleiten, um mich auf den Besuch vorzubereiten, den ich für morgen geplant habe.

Manche kleine Begebenheit schon fast vergessen, denke

ich: Heiteres, Erschreckendes, Frohes, Ungeduld und Gelassenheit, Widerwillen und innige Zuneigung – Jahr um Jahr um Jahr. Vielleicht später, denke ich, sehr viel später werde ich alles noch einmal Wort für Wort lesen, mich mit Besonnenheit einfangen lassen von dieser bewegten Zeit.
Beim Überfliegen der letzten ausführlichen Eintragung vor meiner Reise stutze ich: Der Schrei. Mutters Angst. Mein Erschrecken. Das habe ich verdrängt. Nicht ein einziges Mal zwischen dem kraftvollen, fröhlichen Langlaufen und Wandern habe ich es erinnert. Nur dieses ›schöne Bild‹ meiner Mutter hat mich begleitet.
Endlich wieder eingekehrt in mein Refugium, finde ich jetzt Muße, mir diesen Besuch vor der Reise noch einmal in Erinnerung zu rufen:
Fast still lag die Pflegestation zu dieser frühen Nachmittagsstunde meines Besuches. Eine junge Pflegerin hantierte mit der Warmhaltekanne, ging von einem Platz zum anderen, sie lächelte einer Patientin aufmunternd zu, rückte hier einen Teller zurecht, füllte dort eine geleerte Tasse nach. Der lang aufgeschossene Pflegehelfer teilte geschickt die Kaffeestückchen aus.
Wohltuend empfand ich den Kontrast der beiden hellen, umsichtigen Helfer zu den uralten Menschen, die kaum Regung zeigten für den gewohnten Ablauf dieser Nachmittagsmahlzeit.
Trotz aller Raschheit, mit der der junge Helfer hantierte, lag eine ungewöhnliche, gemessene Ruhe und eine gelöste Sicherheit in seinem Tun. Es ist gewiß ein Zivildienstleistender, dachte ich. Er schien mit sich selbst einig zu sein. Ein Dienen ohne inneren Zwang, dachte ich. Helfen und Pflegen aus Berufung. Ist es diese Einstellung, die seine Ausstrahlung bewirkt?
»Sie sind noch nicht lange hier?« frage ich den jungen Mann.
»Doch«, sagt er, »schon vier Wochen. Aber ich arbeite auch auf anderen Stationen des Hauses.«
»Mögen Sie Ihre Arbeit hier in der Pflegestation?«
Er hockt sich vor Mutters Stuhl. Nun nimmt er ihre Hände und schaut sie an. »Ja«, sagt er, »es macht mir Freude. Es ist

irgendwie schön, so mit den sehr alten Menschen zusammenzusein. Gestern habe ich mit Ihrer Mutter Ball gespielt!« Er lacht fröhlich, und sie erwidert sein Lachen.
»Richtig mit einem Ball gespielt?« Ich frage es etwas ungläubig. »Aber ja«, sagt er, »ich habe ihr den Ball zugeworfen, und sie hat ihn gefangen!«
Er steht auf, deutet den Wurf an. Nun ist Mutter ihm ganz zugewandt. Ihr Gesicht ist entspannt. Sie lächelt.
Sie schaut ihn an. Er hält seine Hände noch in der Schwebe auf Mutter gerichtet, das ist wie eine Brücke, ein Anruf, ein Lichtkegel ist es in ihre Augen, der ihre Aufmerksamkeit einfängt, und ich stehe außerhalb, bin im Dunkel, wie alles für sie ringsum, das Zimmer, die Frauen an den Tischen drüben.
Als er sich abwandte, fiel mir das farbig gestreifte Hemd des jungen Mannes auf. Auch die Augen meiner Mutter waren dem Pflegehelfer gefolgt.
›Grünes Hemd!‹ sagte sie plötzlich und nickte mir wie zur Bekräftigung mit großen Augen zu.
Seltsam, habe ich gedacht, diese Alzheimer-Krankheit zerstört die Nervenbahnen des Gehirns. Unwiderruflich, heißt es. Mutter weiß nichts von ihrer Krankheit. Sie hat ihr langes, intensiv gelebtes Leben vergessen. Sie weiß keinen Satz mehr zu formulieren, sie kann sich weder ohne Hilfe anziehen noch waschen, noch ihr Haar kämmen, sie kennt keine Namen mehr, kann keine Notdurft anzeigen, alle Verwandtschaftsbeziehungen sind ihr entfallen, weder Tages- noch Jahreszeiten sind ihr bewußt. Nichts mehr weiß sie von ihren Kindern, ihrer Ehe, ihrer Heirat, der Flucht – böse und gute Jahre sind ihr entfallen.
Grünes Hemd, hatte sie gesagt. Und der Pflegehelfer hatte Mutters Worte lächelnd bestätigt und ihr freundlich zugewinkt. Ist von allen ihren längst vergessenen Fähigkeiten allein das Erkennen und Bezeichnen von Farben intakt geblieben? Oder könnte es eine Hoffnung sein? Wider besseres Wissen eine Besserung ihres Zustands? Hat sich ihr Denken neu belebt?
Es war nicht nur das ›schöne Bild meiner Mutter‹, das mich

so freundlich über Wochen begleitet hat. Es war mehr, auch die besondere Stimmung dieser Nachmittagsstunde gehört dazu. Ich weiß noch, ohne einen einzigen Versuch, mich Mutter verständlich zu machen, bin ich wie beschwingt von ihr gegangen, mit ruhiger und froher Erwartung auf einen lange ersehnten Erholungsurlaub.

29.2.1988

Dieses Bild meiner Mutter vor Augen bin ich heute nachmittag, nach fast einem Monat der Abwesenheit, frohbewegt und leichtfüßig die Treppe hinaufgelaufen, habe die Schwungtür zur Pflegestation geöffnet, bin ohne Zögern an den offenen Türen der angrenzenden Räume vorbeigegangen bis zum Ende des Flurs zum Platz meiner Mutter.
Mir schien es im ersten Moment, als hätte sich die Szene aus meiner letzten Erinnerung heute neu aufgebaut. Nichts schien verändert. Gleiche Uhrzeit meines Besuches, die gleiche Mahlzeit, gleiche Sitzordnung, die gleiche Ruhe, die gleichen Pfleger, alles wie vor Wochen.
Aber das schöne Bild meiner Mutter war zerstört.
Eingesunken ruhte sie in ihrem Sessel. Blicklos trafen mich ihre großen dunklen Augen. Eingefallen fand ich ihre Wangen, das Gesicht dunkelfleckig gezeichnet, schwarze Schatten unter den Schläfen markierten die Form des Schädels, ihr Mund über dem spitz gewordenen Kinn schien noch kleiner geworden zu sein, verengt noch die schmale Öffnung durch Speichelfädchen.
Nahm sie mich überhaupt wahr? Was erfaßten ihre Augen noch? Gab es noch ein Denken hinter dieser Stirn, ein Sehen, Vergleichen, ein Folgern?
Der junge Pflegehelfer schien meine Bestürzung zu empfinden. »Sie war ziemlich krank«, sagte er, »stark erkältet. Sie hatte Fieber. Sie hat gehustet. Wir haben ihr Hustensaft gegeben. Aber heute ist es besser.«

Es ist müßig, im nachhinein Überlegungen anzustellen, ob es Zufall war, daß mich ein anderes, das rosige, wohltuende, das schöne Bild meiner Mutter in den Urlaub begleitet hatte. Es ist müßig, zu fragen, ob ich so ruhig, so entspannt diese Schnee-Wintertage genossen hätte, wenn ich Mutter in diesem heutigen Zustand gewußt und verlassen hätte.
Hätte sie nicht plötzlich sterben können während meiner Abwesenheit? Dann wäre dieses ›schöne Bild‹ meine letzte Erinnerung an Mutter gewesen. Sanft. Wohltuend, tröstlich, gut. Welches Bild wird sich nun darüberlegen, wenn ihr Leben zu Ende ist? Fürchte ich es?
Ganz still saß ich neben Mutter, schien jetzt auch nur eine der Frauen zu sein, die ebenso schweigsam und unbeweglich im Raum verteilt sich aufhielten, leer vor sich hinstarrten. Aber der Sinn war erfüllt von Erinnerung.
Wie viele Jahre schon begleitete ich das Leben meiner Mutter mit meinen Notizen? Wußte ich, daß ich damit ein weites, ein uferloses Feld betreten würde? Daß es mich von Jahr zu Jahr mehr faszinieren und auch mehr belasten würde, diesen langen Abschied mit meinen Worten festzuhalten?

1.3.1988

Ich bin unruhig. Keine Zeit fand ich heute für einen Besuch in der Pflegestation. Ich war gefordert. Ich hatte unvorhergesehene Gäste. Ich bin nervös. Mein Magen sagt es mir, und meine Handgriffe, mit denen ich den Haushalt versorge, sind fahrig.
Ich schelte mich unkonzentriert, nachlässig. Nenne mich: labil, schwach.
Vor dem Schlafengehen nehme ich wieder meine Aufzeichnungen zur Hand. Ich lese. Ich lege sie wieder zurück. Ich forsche nach weit zurückliegenden kleinen Ereignissen, aber ich finde sie nur in meiner Erinnerung. Ich konnte nicht

alles notieren, so entschuldige ich mich. Aber mein Gewissen sagt mir: Du warst nicht ehrlich, wolltest manchen Gedanken verdrängen.
Auch diesen: Als ich Mutter eines Tages in einem sehr dünnen Kleid fand und sie kalte Arme und Hände hatte, suchte ich in ihrem Schrank eine Jacke, zog sie ihr über.
Ich bin sicher, daß ich damals für eine Sekunde einen sehr bösen Gedanken hatte, den ich sofort wieder verworfen habe. Aber ich will ihn nun ehrlich notieren, obwohl ich mich des unglaublichen Wunsches schäme:
Man sollte sie frieren lassen, habe ich gedacht, vielleicht würde sie krank werden und endlich sterben, dann würde dieses elende Dasein doch beendet sein!
Kein Mensch kann immer nur gut und edel und selbstlos denken, so könnte ich mich jetzt verteidigen. Aber ich erkenne heute in diesen ›bösen Gedanken‹, wie unüberlegt, wie unreif ich damals war.
Wann war es? Vor fünf Jahren? Aber damals konnte sie doch noch sprechen und lachen, sie konnte gehen. Und doch erschien mir ihr Leben damals schon als ein ›elendes Dasein‹.

5.3.1988

Schlaflose Nacht.
Geräuschen nachlauschen, dem Klageschrei einer triebhaften Katze, zornigem Antwortgebell eines Hundes, viel zu frühem Amselruf. Auf den Schlag der nahen Turmuhr warten und von maßloser Unruhe gepackt, zu welcher vollen Stunde die Viertel hindrängen, wie lange die Einsamkeit der schlaflosen Nacht noch währen mag, Angst herankriechen fühlen, ob das geschöpfte Maß an Abwartenkönnen ausreichen wird, die Verzweiflung auf dem dunklen Grund der Nacht bedeckt zu halten bis zum Morgen –.
Diese schlaflose Nacht hängt noch in meinen Gliedern, in

meinem Denken. So greife ich wieder zum Stift, um meine Gedanken zu ordnen und mich zu besinnen.
Was ist geschehen?
Bewußt ruhig bin ich gestern die vier Etagen des Altenzentrums hinaufgestiegen.
Mutter wird es schon besser gehen, der Pfleger hat es gesagt. Sie wird wieder lächeln, guten Tag, wird sie sagen. Vielleicht wird sie auch wieder auf ihren Tisch klopfen mit harter Hand, tack-tack-tack, so habe ich das Geräusch noch im Ohr, auch das werde ich lächelnd und nachsichtig ertragen, ich werde sehr lieb ihre Hände halten und sie mit einem Pitsche-Patsch-Spielchen ablenken.
Das und anderes habe ich gedacht.
Vor mir rollten zwei Pflegeschwestern das weiß verhängte, schrankgroße Regal voller frischer Wäsche durch die offene Glastür, ich konnte Mutter nicht gleich sehen, denn zuerst waren da wieder die Frauen am Tisch, die mich schweigend mit ihren Blicken verfolgten und denen ich zugenickt habe.
Endlich stehe ich vor Mutter.
Aus ihrem Lehnstuhl, sehr klein geworden, schaut sie mich mit umflortem Blick an. Sie sitzt dort in einem kurzärmeligen weißen Unterhemd, der dünne Stoff hebt sich kaum über ihren flachen Brüsten, der faltige Hals wächst nackt aus dem losen, runden Ausschnitt des Hemdes. Ihr hellblauer Pullover liegt neben dem Stuhl.
Sie hat sich also wieder ausgezogen. Voller Mitleid beuge ich mich zu ihr: »Nicht ausziehen, Mutti!« sage ich sehr liebevoll. Ihr Gesicht ist hart. Um den Mund liegen strenge Falten.
»Komm«, sage ich, »ich ziehe dir den schönen Pullover wieder an. Zuerst die Hände, so – husch in die Ärmel hinein.«
Seltsam starr bleibt ihr Gesichtsausdruck. Keine Regung zeigen die Augen, Arme und Hände erscheinen mir schlaff, wie sehr müde.
»Nun vorsichtig den Pullover überziehen«, sage ich, hebe ihn bis in Höhe ihres Kopfes –.

Plötzlich schreit Mutter auf: »Nein! – Nicht – nein –.« Und nun beginnt sie, mich zu schlagen, mit unerwarteter Kraft trifft sie meine Hände, meine Arme, ich will sie festhalten, da treffen ihre Schläge mein Gesicht, meine Schultern, wahllos und mit großer Heftigkeit schlägt meine Mutter auf mich ein, ich ducke mich unter diesen schmerzhaften Hieben. »Nein!« schreit sie, »– nicht – nein.«
Ich bin entsetzt, gehe zwei Schritte zurück, schon hat sie sich wieder aus dem Pullover befreit, sie rauft sich mit beiden Händen das Haar. »Wo bin ich denn?« ruft sie, »Mama, wo bin ich denn, Mama, Mama –.«
Fassungslos blicke ich auf meine Mutter. Mein Mitleiden versagt. Das Weinen sitzt mir tief in der Kehle. Ich kann ihre Hände nicht festhalten, sie wehrt sich, sie fürchtet sich vor mir.
Fremdheit überkommt mich. Mein Gott – sie ist irrsinnig – denke ich. Was soll ich machen?
»Mama!« schreit sie, »ich bin doch ganz allein.«
Der Pfleger kommt auf mich zu.
»Aber – so war sie doch noch nie«, sage ich. »Was kann man bloß machen?«
»Beruhigen Sie sich«, sagt er. »Es wechselt. Aber es ist wahr, so schlimm war es noch nicht. Es ist traurig für Sie, wenn Ihre eigene Mutter Sie schlägt. Wir sind es ja gewöhnt, daß sie uns schlägt. Aber dann halten wir sie zu zweit, und dann ist sie auch wieder ganz ruhig.«
Nur langsam kann ich mich fassen, muß wegsehen von diesem armen verwirrten Menschen, der meine Mutter ist.
»Ich weiß«, sage ich, »es ist die Alzheimer-Krankheit. Und ich weiß auch, daß sie fortschreitend ist und viele Symptome hat. Aber das? Und wie wird es weitergehen? Und was wird, wenn Sie Mutter nicht mehr festhalten können? Zwangsjacke? Psychiatrische Klinik? Irrenanstalt?«
Mein Herz schlägt bis zum Hals.
Mutter schreit und ruft und klopft und schlägt mit beiden Händen auf ihren Tisch.
Der Pfleger lächelt beruhigend. »Es sind Phasen dieser Krankheit. Es geht vorüber.« Er möchte mich beruhigen.

»Und die anderen Patienten hier? Gibt es da auch solche Ausbrüche? Haben sie nicht alle diese entsetzliche Krankheit?«
»Nein«, sagt er, »nicht alle. Manche hier sind nur einfach altersschwach. Da nehmen Körper und Geist zugleich ab. Sie werden einfach immer weniger, im Denken, in ihren Bewegungen, im Sprechen, sie schlafen viel, möchten nicht mehr aufstehen. Aber Ihre Mutter ist körperlich erstaunlich stark. Sie hat jede Erkältung überstanden. Aber ihr Geist –. Nein, leider gibt es kein Medikament zur Heilung dieser Alzheimer-Krankheit.« Bedauernd schüttelt er den Kopf.
Ganz mechanisch bin ich aus der Pflegestation weggegangen, noch das Schreien und verzweifelte Rufen meiner Mutter im Ohr.
Nun sitze ich heute abend an meinem Schreibtisch, und kein Rilke-Gedicht hilft mir, das Erlebte zu vergessen.
Lehrbuchweisheit und alle sachlichen medizinischen Prognosen dieser Alzheimer-Krankheit, die ich wieder und wieder nachlese, als ob ich einen Hoffnungsschimmer für den Zustand meiner Mutter darin entdecken könnte – alles ist Theorie: »Meist im Präsenium auftretende Degenerationskrankheit mit Atrophie der Großrinde des Gehirns. Progredienter Sprach- und Persönlichkeitszerfall. Zwangsvorstellungen. Sprachstörungen. Eigenartige Unruhezustände.«
Die Wirklichkeit habe ich heute in brutaler Form zu spüren bekommen. Wir fürchten uns voreinander. Ist das letzte Band zwischen uns zerrissen?
Ich blättere nun doch wieder zurück in meinen Notizen, die ich vor wenigen Tagen festgehalten habe. Ich lese und lese wie in einem Spiegel meiner Seele. Ich stütze den Kopf in die Hände und suche nach Klarheit.
Bin ich jetzt schon reif genug, um Abstand zu nehmen vom Schicksal meiner Mutter? Bin ich frei von Vorwürfen an Menschen, die den jüngsten Teil ihres Lebens beeinflußt haben?
Warum hat man meine Mutter nicht sterben lassen vor Jahren, als wir sie am Rande des Lebens angekommen sahen? War das Pflichtbewußtsein des Arztes gerechtfertigt, ihr Le-

ben auf jeden Fall zu erhalten? Diese Qual der Manipulation um jeden Preis, Leben gegen den natürlichen Vorgang des Sterbens eines sehr alten Menschen zu setzen! Mußte das sein?
Aber, so versuche ich heute abend Anklage und Rechtfertigung gegeneinander abzuwägen:
Der Arzt handelte aus ethischen Gründen, die seinem Beruf eigen sind. Es ist seine Pflicht, zu helfen und zu heilen aus Ehrfurcht vor dem Leben.
Ist ›Sterbenlassen‹ – mit den diesen Vorgang begleitenden Linderungen durch den Arzt –, ist das schon ein ›Töten durch Unterlassen lebensrettender Maßnahmen‹? Macht der Arzt sich schuldig damit?
Und: Wer wäre zu befragen, ob eine Rettung des Lebens noch menschlich ist, wenn dieser Mensch den Normvorstellungen vom ›gesunden Leben‹ nicht mehr entspricht?
Wer? Ärzte? Behörden? Die Gesetze? Die Angehörigen? Wer ist frei vom Eigennutz?
Gott. Gott?
Gott schweigt. Er läßt Leben beginnen. Gott läßt sterben. Gott läßt zu, daß Leben leidet und daß Leben getötet wird.
Ich bin voll von innerem Aufruhr.
Warum mußte meine Mutter damals weiterleben? Warum muß sie so weiter und immer weiterleben? Ist ihr Dasein noch ›Leben‹ zu nennen?
Man hat ihr den Tod gestohlen, denke ich. Hätte sie es im ›Jenseits‹ nicht besser gehabt als jetzt hier im Diesseits?
Menschen, die bereits klinisch tot waren, die man aber reanimiert, wiederbelebt hat, die hat man befragt nach ihren Gefühlen, ihren Gedanken zum Tod, und ob sie eine Erinnerung hätten an den Zustand zwischen Leben und Tod, in dem sie sich befunden haben.
Schön sei es gewesen, leicht, »als ob ich aus mir herausgetreten wäre«, – »ich war glücklich«, so haben sie es bezeichnet. Viele meinten, sie wären am liebsten nicht ins Leben zurückgekehrt, weil alles so wohltuend, so angenehm, so losgelöst gewesen sei.

Andere sagten, sie hätten nun keine Angst mehr vor dem Tod.
War die Stunde damals, als ich meine Mutter einem sanften Tod so nahe sah, nicht die Schwelle? In ihrem hohen Alter schien die Natur ihr Ableben vorbereitet zu haben. Kein Schrecken stand in ihrem Gesicht. Angst haben nur die Menschen, die zurückbleiben.
Viele Gedanken gehen mir durch den Kopf.
Humanes Sterben. Sollte man nicht vielleicht Menschen beim Erreichen eines bestimmten Alters ›erlösen‹? Mein Erschrecken folgt sofort: Wann? Und wer soll den Zeitpunkt bestimmen?
Was ist das: ein hohes Alter? Siebzig Jahre? Und wenn es hoch kommt, werden es achtzig sein?
Und ich selbst? Wie würde ich dann sein? Noch viel jünger als meine Mutter jetzt – und ich sollte vielleicht ›gestorben werden‹??
Es wäre Mord. Beihilfe zum Selbstmord?
Prozesse um ›aktive Hilfe zur Selbsttötung‹ – die Medien sind voll von Berichten über diese Themen.
Aids – das große Sterben junger Menschen in unserer Zeit, ihr quälendes, noch immer aussichtsloses Dahinsiechen in ihren besten Jahren. Das angestrengte, fieberhafte Forschen und Hoffen auf ein Heilmittel.
Die Alzheimer-Krankheit – tausendfaches Sterben der Alten, schmerzloses, endlos lang erscheinendes Verlöschen. Keine Hoffnung für kommende Generationen?
Sterbehilfe – Lebenshilfe. Wo sind die Grenzen? Wer wagt, anzuordnen?
Wir alle haben uns einzurichten, mit dem Tod in Nachbarschaft zu leben.
Ich bin aufgestanden vom Schreibtisch, ans Fenster getreten, habe in die Nacht geschaut. Der Himmel ist dunkelgrau verhangen. Keine schwarze Nacht. Irgendwo muß der Mond stehen, der mit geliehenem Licht die Wolken erhellt.
Wünsche ich den baldigen Tod meiner Mutter, weil ich mich vor dem Miterleben dieser letzten Lebensstrecke fürchte?
Habe ich nicht das langsame Sterben einiger alter Menschen

hier in den Räumen der Pflegeabteilung begleitet? Meinen ersten Schock erlebte ich vor Jahren schon beim Anblick einer alten Frau im Zimmer meiner Mutter, die nach ihrer ›Rettung aus dem Koma‹ durch – zugegeben – ausgezeichnete Behandlung des Arztes noch in tiefem Schlaf lag. Im Nebenbett lag sie reglos und wächsern, als sei sie tot, und am nächsten Tag war ihr Bett leer.
Oder das Vergehen der freundlichen alten Dame, die noch mit Mutter das Frühstück teilte im gemeinsamen Zimmer. Von Woche zu Woche wurde sie schwächer. Ich habe an ihrem Bett gestanden bei jedem meiner Besuche, sah, wie mühsam ihr Atem wurde, wie ihre Wangen einfielen, ihre Augen sich nicht mehr öffneten.
Und niemals bin ich an der offenen Tür von Frau S. vorbeigegangen, die, winzig geworden, stumm und gebückt, meist im Bett lag, auch sie ist inzwischen gegangen, wie auch der alte Herr P., dessen Gesicht immer hagerer wurde, dessen Ohren zu wachsen schienen.
War es nicht schon ein Einüben in das Ertragen vom Sterben anderer Menschen? Wird es ähnlich sein bei meiner Mutter, ein Ablösen, ein Aushauchen in der Mitte ihres neunzigsten Lebensjahrzehnts?
Wenn es doch nur so ein stilles Verhauchen wäre! Aber diese Verwirrung, diese Angstzustände, der schleichende Wahnsinn, der plötzlich ausbricht –.
»... Mama! – Ich bin doch so allein – Mama ...«
Es nützt nichts, daß ich mir die Ohren zuhalte. Wie kann ich das vergessen?
Mutter. Nie wieder. Mir fällt das Trauma meiner eigenen frühen Angst ein. Vielleicht hat jeder Mensch eine geheime dunkle Gruft in sich, in die er seine Ängste tief eingemauert hat, bis der Verstand nachläßt, bis die Beherrschung zerbricht – bis das vitale Erleben hinausdrängt.
Nein, nur nicht weiter, so reiße ich mich zurück, wohin geraten meine Gedanken heute abend?

10.3.1988

Ohne Furcht bin ich heute wieder bei Mutter gewesen. Sie schlief in ihrem Stuhl. In der Zeit, in der ich wortlos bei ihr gesessen habe, sind allmählich Fragen und Zweifel von mir abgefallen.
Annehmen, wie es ist – nicht nach Gründen forschen. Nichts hineingeheimnissen wollen in das Geflecht von Ursache, Wirkung und Folge. Ich will mich nicht mehr quälend verstricken in Möglichkeiten, die zu beeinflussen nicht in meiner Hand liegen.
Ich habe die zartgliedrige Hand meiner Mutter gehalten, ohne daß sie aufgewacht ist, bin der dunklen, starken Äderung ihres Handrückens gefolgt, habe sie sanft ausgestrichen, ihr allmähliches Auffüllen beobachtet, habe diese kühle Hand in meine warmen Hände genommen.
Ich bin ein Teil meiner Mutter. Ich bin Zeuge ihres Vergehens. Es ist mir allein zugefallen, ihr nahe zu sein bis zur letzten Stunde.
Dieser lange Abschied von ihr ist die Prüfung meiner seelischen Reife, meines Menschseins.
Es ist eine Gabe für mich. Ich will sie annehmen und dankbar dafür sein.

Kurze Definition der Alzheimer-Krankheit

Unaufhaltsames Absterben der Gehirnzellen mit schwerwiegenden psychischen und physischen Veränderungen, eine Krankheit – nach neuesten Erkenntnissen verursacht durch eine angeborene Genveränderung –, von der vor allem Menschen in höherem Lebensalter heimgesucht werden.
Die Statistik besagt, daß ein Fünftel aller alten Menschen mehr oder weniger davon betroffen ist.
Diese Alzheimer-Krankheit wird heute zunehmend, über das Menschliche hinaus, zu einem sozialen Problem, da die Betroffenen zum großen Teil Pflegefälle werden.
Sie nimmt gegenwärtig einen wachsenden Raum in Diskussionen in allen Medien ein, die dem Alter und der Pflege dieser sinnverwirrten Menschen gelten.
Es ist ein unbequemes, aber hochaktuelles und von mir hautnah erlebtes Thema, eine Dokumentation, die möglicherweise einzigartig ist.
Sie spiegelt nicht nur einen Krankheitsverlauf über Jahre hinweg und die damit schleichend einhergehenden Wesensveränderungen eines von der Alzheimer-Krankheit befallenen Menschen, sondern zeigt auch die Bewältigung meiner eigenen Krise, die sich aus dem Vergessen aller menschlich-verwandtschaftlichen Bindungen ergab, eines der gravierenden Symptome der Alzheimer-Krankheit, in deren Verlauf der alte Mensch gewissermaßen in das Stadium des Säuglings regrediert.
Mein Anliegen:
Das persönlich miterlebte Schicksal meiner Mutter (geb. 1896) betrachte ich nur als eines aus tausend anderen von der Alzheimer-Krankheit befallenen Menschen.
Meine Arbeit kann keine Lösung der Probleme anbieten, da die Medizin bis dato weder ein Mittel zur Heilung der Krankheit anbieten kann noch eine wirksame Therapie zur Linderung der Krankheitszeichen.

Ich möchte Denkanstöße geben zur psychischen, moralischen und soziologischen Bewältigung des dringenden Problems der Altenpflege sowie auch zu finanziellen und juristischen Aspekten, die sich daraus ergeben.